针〉灸〉经〉典〉医〉籍〉必〉读〉丛〉书

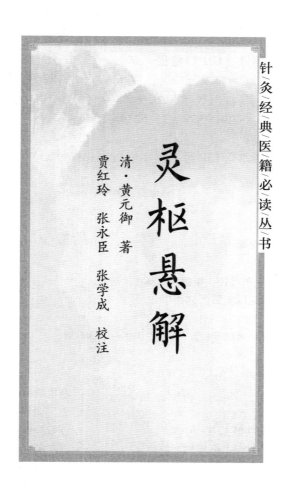

灵枢悬解

清·黄元御 著

贾红玲 张永臣 张学成 校注

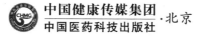

中国健康传媒集团 ·北京
中国医药科技出版社

内 容 提 要

《灵枢悬解》为清代乾隆年间黄元御的著作，凡9卷，计81篇，成书于1765年。黄氏将《灵枢》81篇重新编次，分为刺法、经络、营卫、神气、藏象、外候、病论、贼邪和疾病9类，并加以注释。本书为中医院校学生、研究生、中医师、针灸医师和中医爱好者的参考读物。

图书在版编目（CIP）数据

灵枢悬解／（清）黄元御著；贾红玲，张永臣，张学成校注 .
北京：中国医药科技出版社，2025.9. --（针灸经典医籍必读丛书）. -- ISBN 978 - 7 - 5214 - 5354 - 6

Ⅰ. R221.2

中国国家版本馆 CIP 数据核字第 2025SM7692 号

美术编辑 陈君杞
版式设计 南博文化

出版 **中国健康传媒集团** ｜ 中国医药科技出版社
地址 北京市海淀区文慧园北路甲 22 号
邮编 100082
电话 发行：010 - 62227427 邮购：010 - 62236938
网址 www. cmstp. com
规格 880 × 1230mm $\frac{1}{32}$
印张 7 $\frac{1}{2}$
字数 192 千字
版次 2025 年 9 月第 1 版
印次 2025 年 9 月第 1 次印刷
印刷 北京侨友印刷有限公司
经销 全国各地新华书店
书号 ISBN 978 - 7 - 5214 - 5354 - 6
定价 **29.00 元**

获取新书信息、投稿、为图书纠错，请扫码联系我们。

《针灸经典医籍必读丛书》

编 委 会

总 主 编 田思胜

副总主编 贾红玲　张永臣

编 委（按姓氏笔画排序）

于　慧　　王春燕　　尹桂平　　卢承顶

曰　虎　　向　楠　　许鑫棋　　孙书恒

孙颖超　　李明燕　　杨其霖　　张　晶

张亚萌　　张学成　　张海红　　范延妮

赵雨薇　　郝菲菲　　韩　辉　　甄灿灿

翟文敏　　颜纯淳

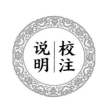

　　黄元御（1705—1758年），名玉璐，字元御，一字坤载，号研农，别号玉楸子，山东昌邑县都县镇黄家辛戈人，清代乾隆年间医家，曾任清室太医。著有《素问悬解》《灵枢悬解》《难经悬解》《伤寒悬解》《金匮悬解》《四圣心源》《四圣悬枢》《长沙药解》《伤寒说意》《素灵微蕴》《玉楸药解》医书11种。

　　《灵枢悬解》阳湖冯氏刻本系传世之唯一刻本，凡9卷，计81篇，书成于1756年。黄氏将《灵枢》81篇重新编次，分为刺法、经络、营卫、神气、藏象、外候、病论、贼邪和疾病9类，并对经文加以诠释。释文文笔流畅，简明扼要，发微探赜，有所创见。本次整理以山东中医药大学图书馆馆藏的清光绪六年庚辰（1880）阳湖冯氏刻本为底本，参考《灵枢经》（人民卫生出版社1956年3月据明代赵府居敬堂刊本影印本）、《难经校释》（人民卫生出版社1979年11月）、《黄帝内经太素校注》（人民卫生出版社2005年1月）、《针灸甲乙经校释》（人民卫生出版社1980年1月）、《黄帝内经灵枢译释》（上海科学技术出版社1986年3月）、《黄帝内经素问译释》（上海科学技术出版社1959年6月）、《黄帝内经素问校释》（人民卫生出版社 1982 年 2 月）、《黄氏医书八种》（清同治五年丙寅渝城刻本）、《素问悬解》（清同治十一年阳湖冯氏刻本）、《难经悬解》（清同治十一年阳湖冯氏刻本）。

具体校注方法如下：

1. 采用简体横排，《灵枢》原文采用宋体，黄元御所注采用楷体。

2. 底本中俗写字、古今字、通假字和异体字，均径改不出注。

3. 底本引录文献，虽有删节，但不失原意者，不改。

4. 底本有误、脱、衍、倒者，则据校本或前后文体例、文义改之、补之、删之，出注说明。

5. 卷四原无标题，根据内容，加上"经络、腧穴、刺法"的标题，将"本输"调整到"动腧"之后。

校注者

2025 年 6 月

自　序

昔黄帝传医，欲不用毒药、砭石，先立《针经》，而欲以微针除百姓之病，故咨岐伯而作《灵枢》。《灵枢》即《针经》也。《灵枢》乃《素问》之原，凡刺法、腧穴、经络、藏象，皆自《灵枢》发之而错乱舛互，亦与《素问》相同。既解《素问》，《灵枢》不可不解矣。

丙子二月，方欲作之，澹明居士请先解《道德》。《道德》既成，于二月二十五日，乃创此草。正其错乱，发其幽杳，五月二日书竣。丈夫当删《诗》《书》，定《礼》《乐》，鹦鹉人言，不足为也。维时青阳初谢，朱夏方来，上临赫日，下拂炎风，益以披裘带索，食玉炊桂，鼻头出火，心下如痗。申以梁生适越，陆子入洛，旅怀郁陶，抚事弥深。风景山河之泪，又复淫淫欲下也。

顾忧能伤人，悲可陨性，前乎吾者，非泰山治鬼，则地下修文。而仆以沉菀偃蹇之身，岿然独在，赖此尺籍，以消长日，凭此寸颖，以遣烦冤，岐黄之德普矣。而嘉惠藐躬，功亦不细，长生久视之法，即此而在，不必远访崆峒，遥美蓬莱也。迨乎论成注毕，则已变泣成歌，破愁为笑。人之情，已富者不美，已贵者不荣，朱绂无扰，绿萝常亲，摊卷朗吟，其乐靡穷！吾今而知，莫富于山林之士，莫贵乎烟霞之人，此中真意，正自可悦耳。

慨自龙胡已去，圣藻犹存，而遗文颠倒，乱于俗士之手，遂经传而义晦。自兹以还，玄珠永坠，赤水迷津。讵意斯文未丧，千载重明，日月光天，山河丽地，古圣心传，昭然如揭。向使身都通显，则今段奇功，淹没于晏安豫乐之中矣，何以有此！然则穷愁著书，是乃岐黄之灵，抑亦彼苍之心也，又何怨焉。

昔汉武爱司马长卿文，仆文未必如长卿，而澹明最好之，书成十八九时，连索序草。逐臭海上之夫，辇上君子亦有此癖，序毕呈焉。恐未足发凌云之意尔！

目 录

---

① 经络：原无，据原文目录体例和本卷内容加。卷四内容的排列根据经络、腧穴和刺法的分类加以调整，正文也同时加以调整。

② 腧穴：原无，据原文目录体例和本卷内容加。

③ 刺法：原无，据原文目录体例和本卷内容加。

卷　一

刺法①

九针十二原—②

黄帝问于岐伯曰：余子万民养百姓，而收其租税。余哀其不给，而属有疾病。余欲勿使被毒药，无用砭石，欲以微针通其经脉、调其血气、营其逆顺出入之会。令可传于后世，必明为之法，令终而不灭，久而不绝，易用难忘。为之经纪，异其章，别其表里，为之终始，令各有形，先立《针经》。愿闻其情。

岐伯答曰：臣请推而次之，令有纲纪，始于一，终于九焉。

《针经》，即《灵枢经》。帝欲不用毒药、砭石，而以微针除百姓之病，先立《针经》，故咨岐伯而作《灵枢》。

九针之名，各不同形，一曰镵针，长一寸六分。二曰圆针，长一寸六分。三曰锓针，长三寸半。四曰锋针，长一寸六分。五曰铍针，长四寸，广二分半。六曰圆利针，长一寸六分。七曰毫针，长一寸六分。八曰长针，长七寸。九曰大针，长四寸（镵，音谗；锓，音低）。

此九针长短之度。

---

① 刺法：原无，据目录补，下同。黄元御将《灵枢》原来篇章顺序重新整理，分为刺法、经络、营卫、神气、臟象、外候、病论、贼邪和疾病九类，易于学习和理解。
② 一：原无，据目录补，下同。

镵针者，头大末锐，去泻阳气。圆针者，针如卵形，揩摩分间，不得伤肌肉，以泻分气。锓针者，锋如黍粟之锐，主按脉勿陷，以致其气。锋针者，刃三隅，以发痼疾。铍针者，末如剑锋，以取大脓。圆利针者，大如牦，且圆且锐，中身微大，以取暴气。毫针者，尖如蚊虻喙，静以徐往，微以久留之而养，以取痛痹。长针者，锋利身薄，可以取远痹。大针者，尖如挺，其锋微圆，以泻机关之水也。九针毕矣。请言其道（牦、厘，同。喙，音晦）。

此九针之形状、功能。

小针之要，易陈而难入。粗守形，上守神，神乎神，客在门。未睹其疾，恶知其原？刺之微，在速迟，粗守关，上守机，机之动，不离其空。空中之机，清静而微，其来不可逢，其往不可追。知机之道者，不可挂以发；不知机道，扣之不发。知其往来，要与之期。粗之暗乎，妙哉，工①独有之。往者为逆，来者为顺，明知逆顺，正行无问。迎而夺之，恶得无虚；追而济之，恶得无实；迎之随之，以意和之。针道毕矣。

义见《小针解》。

凡用针者，虚则实之，满则泄之，宛陈则除之，邪胜则虚之。《大要》曰：徐而疾则实，疾而徐则虚。言实与虚，若有若无；察后与先，若存若亡；为虚与实，若得若失。虚实之要，九针最妙。补泻之时，以针为之。泻曰：必持内之，放而出之，排阳得针，邪气得泄，按而引针，是谓内温，血不得散，气不得出也。补曰：随之随之，意若妄之。若行若按，如蚊虻止，如留如还，去如弦绝，令左属右，其气故止，外门已闭，中气乃实，必无留血，急取诛之。

---

① 工：原为"上"，据《灵枢·九针十二原》改。

义见《小针解》。故而出之，出其恶血也。血不得散，气不得出者，真血真气也。去如弦绝者，出针之疾，所谓徐而疾则实也。以左属右者，缪刺之法。从右引左，令从右，左注之，邪仍属于右也。

持针之道，坚真为宝。正指直刺，无针左右。神在秋毫，属意病者。审视血脉，刺之无殆。方刺之时，必在悬阳，及与两卫。神属勿去，知病存亡。血脉者，在腧横居，视之独澄，切之独坚。夫气之在脉也，邪气在上，浊气在中，清气在下。故针陷脉则邪气出，针中脉则浊气出，针太深则邪气反沉，病益甚。故曰：皮肉筋脉，各有所处。病各有所宜，各不同形，各以任其所宜，无实无虚。损不足而益有余，是谓甚病。病益甚，取五脉者死，取三脉者恇。夺阴者死，夺阳者狂。针害毕矣。

悬阳，阳络之外浮者。两卫，左右之卫气也。方刺之时，必在悬浮之阳络与两边之卫气，神属于此而勿去，乃知病邪之存亡。《素问·皮部论》：阴络之色应其经，阳络之色变无常，寒多则凝泣（同涩），凝泣则青黑，热多则淖泽，淖泽则黄赤是也。血脉者，在腧横居，邪在穴腧之内，横居而不流行，视之则独澄（清也），切之则独坚，不与真气、真血相同也。以下义见《小针解》。

观其色，察其目，知其散复。一其形，听其动静，知其邪正。右主推之，左持而御之，气至而去之。刺之而气不至，无问其数；刺之而气至，乃去之，勿复针。刺之害，不中而去则致气；中而不去则精泄，精泄则病益甚而恇，致气则生为痈疡。针各有所宜，各不同形，各任其所为。知其要者，一言而终；不知其要，流散无穷。刺之要，气至而有效，效之信，若风之吹云，明乎若见苍天①。刺之道毕矣。

---

① 若风之吹云，明乎若见苍天：此言得气、气至的感觉。《标幽赋》云："轻滑慢而未来，沉涩紧而已至。既至也，量寒热而留疾；未至也，据虚实而候气。气之至也，若鱼吞钩饵之沉浮；气未至也，如闲处幽堂之深邃。"

义见《小针解》。

凡将用针，必先诊脉，视气之剧易，乃可以治也。五脏之气已绝于内，而用针者反实其外，是谓重竭。重竭必死，其死也静，治之者辄反其气，取腋与膺。五脏之气已绝于外，而用针者反实其内，是谓逆厥。逆厥必死，其死也躁，治之者反取其四末。

义见《小针解》。

黄帝曰：愿闻五脏六腑所出之处。

岐伯曰：五脏五腧，五五二十五腧；六腑六腧，六六三十六腧。经脉十二，络脉十五，凡二十七气以上下。所出为井，所溜为荥，所注为输，所行为经，所入为合。二十七气所行，皆在五①输也。节之交，三百六十五会。所言节者，神气之所游行出入也，非皮肉筋骨也。五脏有六腑，六腑有十二原，十二原出于四关，四关主治五脏。五脏有疾，当取之十二原，十二原者，五脏之所以禀三百六十五节气味也。五脏有疾也，应出十二原，十二原各有所出，明知其原，睹其应，而知五脏之害矣②。

五脏六腑所出之处，脏腑之气所出通于经络之处也。五脏之腧各五，曰井荥输经合，五五二十五腧。六腑之腧各六，曰井荥输原经合，六六三十六腧。经脉十二，络脉十五（见《经别》）。凡二十七气，以相上下，脉之所出为井，所溜为荥，所注为输，所行为经，所入为合（义见《本输》）。二十七气之所行，皆在此五输。五输者，经络之源也。节之交，三百六十五穴会，所言节者，神气之所游行出入也，是言经脉之孔穴，非皮肉筋骨也。五

---

① 五：原无，据《灵枢·九针十二原》补。

② 明知其原，睹其应，而知五脏之害矣：十二原可协助诊断五脏疾病。心气虚证患者53例中神门有酸胀、压痛、麻木等阳性反应者28例，占总数的52.83%。健康对照组30例，有2例酸胀和压痛，只占总数的6.66%，两组比较差异有非常显著性意义（$P < 0.01$）。[唐惕凡，丁果元，刘庆田，等. 冠心病患者心经心包经原穴体表病理反应的观察. 湖南中医学院学报，1995（1）：58 - 60.]

脏之表有六腑，六腑之经有十二原，十二原出于四关（关节），四关主治五脏。五脏有疾，当取之十二原，十二原者，五脏之所以禀三百六十五节之气味也。五脏有疾，其应出于十二原，十二原各有所出（义详《本输》）。明知其原，各睹其应，而知五脏之害矣。

阳中之少阴，肺也，其原出于太渊，太渊二。阳中之太阳，心也，其原出于大陵，大陵二。阴中之少阳，肝也，其原出于太冲，太冲二。阴中之至阴，脾也，其原出于太白，太白二。阴中之太阴，肾也，其原出于太溪，太溪二。膏之原，出于鸠尾，鸠尾一。肓之原，出于脖胦，脖胦一。凡此十二原者，主治五脏六腑之有疾者也（脖，音勃。胦，音英）。

二者，左右二穴也。鸠尾，蔽心骨上穴。脖胦即气海，在脐下半寸，皆任脉穴。

今夫五脏之有疾也，譬犹刺也，犹污也，犹结也，犹闭也。刺虽久，犹可拔也；污虽久，犹可雪也；结虽久，犹可解也；闭虽久，犹可决也。或言久疾之不可取者，非其说也。夫善用针者，取其疾也，犹拔刺也，犹雪污也，犹解结也，犹决闭也。疾虽久，犹可毕也。言不可治者，未得其术也。

言刺法治病之易。

小针解二

所谓易陈者，易言也。难入者，难着于人也。粗守形者，守刺法也。上守神者，守人之血气有余不足，可补泻也。神客者，正邪共会也。神者，正气也；客者，邪气也。在门者，邪循正气之所出入也。未睹其疾者，先知邪正何经之疾也。恶知其原者，先知何经之病所取之处也。刺之微，在迟速者，徐疾之意也。粗守关者，守四肢而不知血气正邪之往来也。上守机者，知守气也。机之动，不离其空中者，知气之虚实，用针之徐疾也。空中之机，清静以微者，针以得气，密意守气，勿失也。其来不可逢者，气盛不可以补也。其往不可追者，气虚不可泻。不可挂以发者，言气易失也。扣之不发者，言不知补泻之意，血气已尽而气不下也。知其往来者，知气之逆顺盛虚也。要与之期者，知气之可取之时也。粗之暗者，冥冥不知气之微密也。妙哉，工①独有之者，尽知针意也。往者为逆者，言气之虚而小，小者逆也。来者为顺者，言形气之平，平者顺也。明知逆顺，正行无问者，言知所取之处也。迎而夺之者，泻也。追而济之者，补也。

此解《九针十二原》小针之要。易陈说而难深入，以其难入，是以难着于人也。神乎神，客在门，神之所在，客亦随之，言正邪之共会也。以神者，正气也；客者，邪气也。在门者，邪循正气之所出入也。未睹其疾者，未能先知邪正何经之疾也。恶知其原者，未能先知何经之病所取之处也。粗守关者，守四肢之关节而不知血气正邪之往来也。上守机者，知守气机之动静也。机之动，不离其空中者，知孔穴之中经气之虚实，用针之徐疾也。空中之机，清静以微者，气机之动，难得易失，针以得气，密意守气而勿失也。扣之不发者，言不知补泻之意，血气已至竭尽，而邪气犹不下也（下，去也）。往者为逆者，言气虚而小，往多于来，小者，逆也。来者为顺者，言形气之平，来如其往，平者，顺也。

所谓虚则实之者，气口虚而当补之也。满则泄之者，气口盛而当泻之也。宛陈则除之者，去血脉也。邪盛则虚之者，言诸经有盛者，皆泻其邪也。徐而疾则实者，言徐内而疾出也。疾而徐

---

① 工：原为"上"，据《灵枢·小针解》改。

则虚者，言疾内而徐出也。言实与虚，若有若无者，言实者有气，虚者无气也。察后与先，若亡若存者，言气之虚实，补泻之先后也，察其气之已下与常存也。为虚与实，若得若失者，言补者必然若有得也，泻则恍然若有失也（宛、菀同，音郁。似，音必）。

《素问·针解》：刺虚则实之者，针下热也，气实乃热也。满而泻之者，针下寒也。宛陈则除之者，去恶血也。邪盛则虚之者，出针勿按。徐而疾则实者，徐出针而疾按之。疾而徐则虚者，疾出针而徐按之。言实与虚者，寒温气多少也。若无若有者，疾不可知也。察后与先者，知病先后也。为虚与实者，工勿失其法。若得若失者，离其法也。似，满也。扬子《校猎赋》骈衍似路。似然有得，得意之貌也。

夫气之在脉也，邪气在上者，言邪气之中人也高，故邪气在上也。浊气在中者，言水谷皆入于胃，其精气上注于肺。浊溜于肠胃，言寒温不适，饮食不节，而病生于肠胃，故曰浊气在中也。清气在下者，言清湿地气之中人也，必从足始，故曰清气在下也。针陷脉则邪气出者，取之上。针中脉则浊气出者，取之阳明合也。针太深则邪气反沉者，言浅浮之病，不欲深刺也，深之则邪气从之入，故曰反沉也。皮肉筋脉各有所处者，言经络各有所主也。取五脉者死，言病在中，气不足，但用针尽大泻其诸阴之脉也。取三脉者恇，言尽泻三阳之气，令病人恇然不复也。夺阴者死，言取尺之五里，五往者也。夺阳者狂，正言也。

气之在脉也，邪气在上者，言伤于风者，上先受之，邪气之中人也高，故邪气在上也。浊气在中者，言水谷入胃，其精气上注于肺，其浊气溜于肠胃，寒温不适宜，饮食不节俭，病生肠胃，郁满不运，故曰浊气在中也。清气在下者，言清湿地气之中人也，必从足始，故曰清气在下也。诸经孔穴，多在陷中，针陷脉则邪气出者，取之上焦诸穴。针中脉则浊气出者，取之阳明之合穴也

（三里）。刺其合穴，以泻阳明胃气之郁，故浊气出。针太深则邪气反沉者，言邪客皮毛，浅浮之病，不欲深刺，深则邪气从之内入，故曰反沉也。皮肉筋脉，各有所处者，言经络浅深，各有所主也（浅则及皮肉，深则及筋骨）。五脉，五脏之五腧。取五脉者死，言病属中气不足，又以针大泻其诸阴之脉（泻五脏五腧也），重伤其中气也。三阳，手足三阳经。取三脉者恇，言尽泻三阳之气，令病人恇然怯弱，不能复旧也。五里，尺泽后之五里。夺阴者死，言取尺之五里，五往而气尽者也（《玉版》：迎之五里，中道而止。五至而已，五往而脏之气尽，故五五二十五，而竭其腧矣，此所谓夺其天气者也。五里，手阳明经穴，禁刺者也）。夺阳者狂，正言也。狂者，恇怯不宁，即伤寒汗多阳亡，而生惊狂者也。取三脉者恇，正此谓也，故曰正言。

　　观其色，察其目，知其散复者，视其目色，以知病之存亡也。所以察其目者，五脏使五色修明，修明则声彰，声彰则言声与平生异也。一其形，听其动静者，言上工知相五色于目，又知调尺寸大小缓急滑涩，以言所病也。持寸口人迎以视其脉，坚且盛且滑者，病日进。脉软者，病将下。诸经实者，病三日已。气口候阴，人迎候阳也。知其邪正者，知论虚邪与正邪之风也。右主推之，左持而御之者，言持针而出入也。气至而去之者，言补泻气调而去之也，调气在于终始。一者，持心也（视其目色二句，旧误在《四时气》。持气口人迎六句，亦误在《四时气》）。

　　右主推之，左持而御之者，言持针而出入也，针入则以右手推之，针出则以左手持而御之（按其针孔以御之，恐正气泄而邪气入也）。《终始》，本经篇名。一其形，听其动静，所以调其气也。所谓一者，持其心而不乱也。

　　所谓五脏之气已绝于内者，脉口气内绝不至，反取其外之病处与阳经之合，又留针以致阳气，阳气至则内重竭，重竭则死矣。

其死也，无气以动，故静。所谓五脏之气已绝于外者，脉口气外绝不至，反取其四末之输，又留针以致其阴气，阴气至则阳气反入，入则逆，逆则死矣。其死也，阴气有余，故躁（输与腧通）。

阳气反入，阳气内陷也。

节之交①，三百六十五会者，络脉之渗灌诸节者也。

《九针十二原》所言节者，神气之所游行出入也，非皮肉筋骨也，谓气穴三百六十五也。

九针论三

黄帝曰：余闻九针于夫子，众多博大矣，余犹不能寤，敢问九针焉生？何因而有名？

岐伯曰：九针者，天地之大数也，始于一而终于九。故曰：一以法天，二以法地，三以法人，四以法时，五以法音，六以法律，七以法星，八以法风，九以法野。

黄帝曰：以针应九之数奈何？

岐伯曰：夫圣人之起天地之数也，一而九之，故以立九野。九而九之，九九八十一，以起黄钟数焉，以针应数也。一者，天也。天者，阳也。五脏之应天者，肺。肺者，五脏六腑之盖也。皮者，肺之合也，人之阳也。故为之治针，必以大其头而锐其末，令无得深入而阳气出。二者，地也。人之所以应土者，肉也。故为之治针，必筒其身而员其末，令无得伤肉分，伤则气得竭。三者，人也。人之所以成生者，血脉也。故为之治针，必大其身而圆其末，令可以按脉勿陷，以致其气，令邪气独出。四者，时也。时者，四时八风之客于经络之中，为瘤病者也。故为之治针，必筒

---

① 节之交：为腧穴所在。《千金翼方·针灸下》云："凡孔穴者，是经络所行往来处，引气远入抽病也。"

其身而锋其末，令可以泻热出血，而痼病竭。五者，音也。音者，冬夏之分，分于子午，阴与阳别，寒与热争，两气相抟，合为痈脓者也。故为之治针，必令其末如剑锋，可以取大脓。六者，律也。律者，调阴阳四时而合十二经脉，虚邪客于经络而为暴痹者也。故为之治针，必令尖大如牦，且圆且锐，中身微大，以取暴气。七者，星也。星者，人之七窍，邪之所客于经而为痛痹，舍于经络者也。故为之治针，令尖如蚊虻喙，静以徐往，微以久留，正气因之，真邪俱往，出针而养者也。八者，风也。风者，人之股肱八节也，八正之虚风，八风伤人，内舍于骨解、腰脊、关节、腠理之间，为深痹也。故为之治针，必长其身，锋其末，可以取深邪远痹。九者，野也。野者，人之节解、皮肤之间也，淫邪流溢于身，如风水之状，而溜不能过于机关大节者也。故为之治针，令尖如挺，其锋微圆，以取大气之不能过于关节者也。

骨解，骨节也。

黄帝曰：针之长短有数乎？

岐伯曰：一曰镵针者，取法于巾针，去末寸半，卒锐之，长一寸六分，主热在头身也。二曰圆针，取法于絮针，筒其身而卵其锋，长一寸六分，主治分间气。三曰鍉针，取法于黍粟之锐，长三寸半，主按脉取气，令邪出。四曰锋针，取法于絮针，筒其身，锋其末，长一寸六分，主痈热出血。五曰铍针，取法于剑锋，广二分半，长四寸，主大痈脓，两热争者也。六曰圆利针，取法于牦针，微大其末，反小其身，令可深入内也，长一寸六分，主取痈痹者也。七曰毫针，取法于毫毛，长一寸六分，主寒热痛痹在络者也。八曰长针，取法于綦针，长七寸，主取深邪远痹者也。九曰大针，取法于锋针，其锋微圆，长四寸，主取大气不出关节者也。针形毕矣。此九针大小长短法也。九者，经巽之理，十二经脉阴阳之病也。

巾针、絮针、𫄧针、綦针、锋针，皆古针名。巽，顺也，九针者，经常巽顺之理，具在于此，所治者，十二经脉阴阳之病也（九者，经巽之理二句，旧误在《周痹》）。

官针四

凡刺之要，官针最妙。九针之宜，各有所为，长短大小，各有所施也，不得其用，病弗能移。疾浅针深，内伤良肉，皮肤为痛；病深针浅，病气不泻，支为大脓。病小针大，气泻太甚，疾必为害；病大针小，气不泻泄，亦复为败。失针之宜，大者泻，小者不移。已言其过，请言其所施。

大者泻，小者不移。害之大者，泻其正气；小者，其病仍不移易也。

病在皮肤无常处者，取以镵针于病所，肤白勿取。病在分肉间，取以圆针于病所。病在经络痼痹者，取以锋针。病在脉，气少当补之者，取以锝针，于井荥分腧。病为大脓者，取以铍针。病痹气暴发者，取以圆利针。病痹气痛而不去者，取以毫针。病在中者，取以长针。病水肿而不能通关节者，取以大针。病在五脏固居者，取以锋针，泻于井荥分腧，取以四时。

九针名义，见《九针十二原》。

凡刺有九，以应九变。一曰输刺，输刺者，刺诸经荥输①脏俞②也。二曰远道刺，远道刺者，病在上，取之下，刺腑腧也。三

---

① 荥输：指五输穴，即十二经之井、荥、输、经、合五穴。
② 脏俞：指五脏六腑之背俞穴。

曰经刺，经刺者，刺大经之结络经分也。四曰络刺①，络刺者，刺小络之血脉也。五曰分刺②，分刺者，刺分肉之间也。六曰大泻刺，大泻刺者，刺大脓，以铍针也。七曰毛刺③，毛刺者，刺浮痹皮肤也。八曰巨刺，巨刺者，左取右，右取左。九曰焠刺④，焠刺者，燔针取痹也。

巨刺，义详《素问·缪刺论》。

凡刺有十二节，以应十二经。一曰偶刺，偶刺者，以手直心若背，直痛所，一刺前，一刺后，以治心痹。刺此者，旁针之也。二曰报刺，报刺者，刺痛无常处也。上下行者，直内无拔针，以左手随病所按之，乃出针，复刺之也。三曰恢刺⑤，恢刺者，直刺旁之举之，前后恢筋急，以治筋痹也。四曰齐刺，齐刺者，直入一，旁入二，以治寒气小深者。或曰三刺，三刺者，治痹气小深者也。五曰扬刺⑥，扬刺者，正内一，旁内四而浮之，以治寒气之博大者也。六曰直针刺，直针刺者，引皮乃刺之，以治寒气之浅者也。七曰输刺⑦，输刺者，直入直出，稀发针而深之，以治气盛而热者也。八曰短刺，短刺者，刺骨痹，稍摇而深之，致针骨所，

---

① 络刺：本刺法和十二刺中的赞刺、五刺中的豹文刺均以刺后出血为特点，络刺是浅刺体表细小的络脉，而赞刺和豹文刺则是在病变局部或周围直入直出，刺入浅而快，连续分散点刺出血的方法。

② 分刺：分刺和十二刺中的浮刺、五刺中的合谷刺均为刺至肌肉层。浮刺斜针浅刺肌层，分刺和合谷刺至深部肌层。分刺单向直刺深部肌肉，合谷则为多向深刺（一针多向），苍龟探穴针法即源于此。今之中风后失语取上廉泉用合谷刺。

③ 毛刺：本刺法和五刺中的半刺均浅刺皮毛。

④ 焠刺：针具烧红后刺入腧穴，即今之火针。

⑤ 恢刺：本法和五刺中的关刺均刺肌腱。恢刺多刺在筋肉拘急、痹痛之处，关刺多在关节附近的肌腱上直刺。

⑥ 扬刺：十二刺中的旁针刺、齐刺、扬刺均为多针刺，但用针数量不一，旁针刺2根，齐刺3根，扬刺5根。为加强针感、提高疗效，各针针尖要求汇合至一点，或者针尖的延长线汇合在一点。股外侧皮神经炎可用扬刺法结合拔罐法。

⑦ 输刺：垂直刺入深处，能从阴引阳，疏泄热邪。即《难经·七十六难》所云："当泻之时，从荣置气。"

以上下摩骨也。九曰浮刺，浮刺者，旁入而浮之，以治肌急而寒者也。十曰阴刺，阴刺者，左右率刺之，以治寒厥。中寒厥，足踝后少阴也。十一曰旁针刺，旁针刺者，直刺旁刺各一，以治留痹久居者也。十二曰赞刺，赞刺者，直入直出，数发针而浅之，出血，是谓治痈肿也。

恢，扩也，前后恢筋急者，恢扩其筋，以舒其急也。

凡刺有五①，以应五脏。一曰半刺，半刺者，浅内而疾发针，无针伤肉，如拔毛状，以取皮气，此肺之应也。二曰豹文刺，豹文刺者，左右前后针之，中脉为故，以取经络之血者，此心之应也。三曰关刺，关刺者，直刺左右尽筋上，以取筋痹，慎无出血，此肝之应也。或曰渊刺，一曰岂刺。四曰合谷刺，合谷刺者，左右鸡足，针于分肉之间，以取肌痹，此脾之应也。五曰输刺②，输刺者，直入直出，深内之至骨，以取骨痹，此肾之应也。

合谷者，肉之大会为谷（《素问·气穴论》语）。针于分肉之间，合于肉之大会也。

黄帝问于岐伯曰：余闻九针于夫子，众多矣，不可胜数，余推而论之，以为一纪。余司诵之，子听其理，非则语余，请正其道，令可久传，后世无患，得其人乃传，非其人勿言。

岐伯稽首再拜曰：请听圣王之道。

黄帝曰：用针之理，必知形气之所在，左右上下，阴阳表里，血气多少，行之逆顺，出入之合，谋伐有过。知解结，知补虚泻实，上下气门，明通于四海。审其所在，寒热淋露，以输异处。审于调气，明于经隧，左右肢络，尽知其会。寒与热争，能合而

---

① 凡刺有五：即五刺。以上阐述了九刺、十二刺、五刺三类共计26种刺法，总结了汉以前的针法，为后世针灸奠定了基础。

② 输刺：九刺、十二刺、五刺中均有输刺。九刺之输刺是刺五输穴（多用五脏阴经），或脏腑的背俞穴（多用五脏俞），十二刺之输刺针刺时直入直出，五刺之输刺指针刺的深度应深至骨。

调之，虚与实邻，知决而通之，左右不调，把而行之，明于逆顺，乃知可治，阴阳不奇，故知起时。审于本末，察其寒热，得邪所在，万刺不殆。知官九针，刺道毕矣。

淋，小便淋涩。露，崩漏、带下之类。

明于五输，徐疾所在，屈伸出入，皆有条理。言阴与阳，合于五行。五脏六腑，亦有所藏。四时八风，尽有阴阳。各得其位，合于明堂。各处色部，五脏六腑。察其所痛，左右上下。知其寒温，何经所在。审皮肤之寒温滑涩，知其所苦。膈有上下，知其气所在。先得其道，稀而疏之，稍深以留，故能徐入之。大热在上，推而下之。从下上者，引而去之。视前痛者，常先取之。大寒在外，留而补之。入于中者，从合泻之。针所不为，灸之所宜。上气不足，推而扬之；下气不足，积而从之；阴阳皆虚，火自当之。厥而寒甚，骨廉陷下，寒过于膝，下陵三里。阴络所过，得之留止；寒入于中，推而行之。经陷下者，火则当之，结络坚紧，火所治之。不知所苦，两跷之下，男阴女阳，良工所禁。针论毕矣。

五输，井荥输经合也。徐疾所在，屈伸出入，即逆顺肥瘦出入屈折，行之疾徐之义。明堂，鼻也。面上五色，各处其部，以察脏腑之所痛，经络之寒温也。膈有上下，清浊所分也。下陵，即阳明之三里也。两跷之下，即足太阳之申脉、足少阴之照海也。然跷脉者，男子数其阳，女子数其阴（《脉度》语），则男宜灸阳，女宜灸阴。若男阴女阳，则为良工之所禁也。

用针之服，必有法则。上视天光，下司八正，以辟奇邪，而观百姓，审于虚实，无犯其邪。是得天之露，遇岁之虚，救而不胜，反受其殃，故曰：必知天忌，乃言针意。法于往古，验于来今，观于冥冥，通于无穷。粗之所不见，良工之所贵，莫知其形，若神仿佛。虚邪之中人也，洒淅恶寒。正邪之中人也微，先见于色，不知于其身，若存若无，若存若亡，有形无形，莫知其情。是故上工之取气，乃救其萌芽，下工守其已成，因败其形。是故工之用针也，知气之所在，而守其门户，明于调气，补泻所在，徐疾之意，所取之处。泻必用圆，切而转之，其气乃行，疾入徐出，邪气乃出。伸而迎之，摇大其穴，气出乃疾。补必用方，外引其皮，令当其门，左引其枢，右推其肤，微旋而徐推之，必端以正，安以静，坚心无解，欲微以留，气下而疾出之，推其皮，盖其外门，真气乃存。用针之要，无忘其神（以上三段，旧误在《官能》）。

上视天光，下司八正。《素问·八正神明论》：合以天光，必合日月星辰，四时八正之气也（合天光者，月生无泻，月满无补也；司八正者，所以候八风之虚邪也）。得天之露，遇岁之虚，义见《岁露论》。法于往古，验于来今，至守其门户，解见《八正神明论》。泻必用圆，补必用方，《八正神明论》作：泻必用方，补必用圆，文异而义通。

终始五

凡刺之道，毕于终始。明知终始，五脏为纪，阴阳定矣。阴者主脏，阳者主腑，阳受气于四末，阴受气于五脏。故泻者迎之，补者随之。知迎知随，气可令和，和气之方，必通阴阳，五脏为阴，六腑为阳。传之后世，以血为盟，敬之者昌，慢之者亡，无道行私，必得夭殃。谨奉天道，请言终始。

四末，手足之端也。

终始者，经脉为纪，持其脉口人迎，以知阴阳有余不足，平与不平，天道毕矣。所谓平人者不病，不病者，脉口人迎应四时也，上下相应而俱往来也，六经之脉不结动也，本末寒温相守司也，形肉血气必相称也，是谓平人。少气者，脉口人迎俱少，而不称尺寸也。如是者则阴阳俱不足，补阳则阴竭，泻阴则阳脱。如是者可将以甘药，不可饮以至剂，如此者弗灸。不已者，因而泻之，则五脏气坏矣。

经脉为纪，经脉为纲纪也。

人迎一盛，病在足少阳，一盛而躁，在手少阳。人迎二盛，病在足太阳，二盛而躁，在手太阳。人迎三盛，病在足阳明，三盛而燥，在手阳明。人迎四盛，且大且数，名曰溢阳。溢阳为外格，外格不通，死不治。

外格，阴盛而格阳，阳盛于外而绝于内也。

脉口一盛，病在足厥阴，一盛而躁，在手心主。脉口二盛，病在足少阴，二盛而躁，在手少阴。脉口三盛，病在足太阴，三盛而躁，在手太阴。脉口四盛，且大且数，名曰溢阴。溢阴为内关，内关不通，死不治。

内关，阳盛而关阴，阴盛于外而绝于内也。

人迎与太阴脉口俱盛四倍以上，命曰关格。关格者，与之短期。

必死不治也。

人迎一盛，泻足少阳而补足厥阴，二泻一补，日一取之，必切而验之，疏而取之，上气和乃止。人迎二盛，泻足太阳而补足少阴，二泻一补，二日一取之，必切而验之，疏而取之，上气和乃止。人迎三盛，泻足阳明而补足太阴，二泻一补，日二取之，必切而验之，疏而取之，上气和乃止。

上气和者，手经之气和也。此泻阳补阴之法也。

脉口一盛，泻足厥阴而补足少阳，二补一泻，日一取之，必切而验之，疏而取之，上气和乃止。脉口二盛，泻足少阴而补足太阳，二补一泻，二日一取之，必切而验之，疏而取之，上气和乃止。脉口三盛，泻足太阴而补足阳明，二补一泻，日二取之，必切而验之，疏而取之，上气和乃止。

此泻阴补阳之法也。

所以日二取之者，太阴主脾，阳明主胃，大富于谷气，故可日二取之也。人迎与脉口俱盛三倍以上，命曰阴阳俱溢，如是者不开，则血脉闭塞，气无所行，流淫于中，五脏内伤。如此者，因而灸之，则变易而为他病矣。

人迎脉口俱盛三倍以上，命曰阴阳俱溢，不俟已至四倍也。此不开泻，则气血闭塞，淫伤五脏。再以灸助其邪，则他病丛生矣。

凡刺之道，气调而止。补阴泻阳，音气益彰，耳目聪明。反此者，血气不行。所谓气至①而有效者，泻则益虚，虚者脉大如其故而不坚也。坚如其故者，适虽言效，病未去也。补则益实，实者脉大如其故而益坚也。如其故而不坚者，适虽言快，病未去也。故补则实，泻则虚，痛虽不随针减，病必衰去。故阴阳不相移，虚实不相倾，取之其经，必先通十二经脉之所生病，而后可得传于终始矣。

补阴泻阳，补里气而泻表气也。实者泻之则益虚，故脉不坚，坚者病未去也。虚者补之则益实，故脉坚，不坚者病未去也。故补则实，泻则虚，痛虽不随针减，而病必衰去矣。阴阳不相移者，有一定补泻之阴阳也。虚实不相倾者，有一定补泻之虚实也。取之其经者，取之其经之阴阳之虚实也。故必先通夫十二经脉之所生病，阴阳虚实之不同，而后可得传于终始矣。

凡刺之属，三刺至谷气。邪僻妄合，阴阳易居，逆顺相反，浮沉异处，四时不得，稽留淫泆，须针而去。故一刺则阳邪出，

---

① 至：原为"致"，据《灵枢·终始》改。

再刺则阴邪出，三刺则谷气至，谷气至而止。所谓谷气至者，已补而实，已泻而虚，故以知谷气至也。邪气独去者，阴与阳未能调，而病知愈也。故曰：补则实，泻则虚，痛虽不随针，病必衰去矣。

凡刺之属，三刺则至谷气。病之邪僻妄合，阴阳异居，逆顺相反，浮沉异处，四时不得，稽留淫泆，此等颠倒悖乱，失政乖常，无不须针而去。故一刺则阳分之邪出，再刺则阴分之邪出，三刺则谷气至。谷气者，正气也，谷气至而止。所谓谷气至者，已补而为实，已泻而成虚，故以知谷气至也。谷气既至，邪气必去，邪气独去者，虽阴与阳未即能调，而病可知愈也。故曰，补则实，泻则虚，痛虽不随针，病必衰去矣。

阴盛而阳虚，先补其阳，后泻其阴而和之。阴虚而阳盛，先补其阴，后泻其阳而和之。三脉动于足大指之间，其动也，阳明在上，厥阴在中，太阴在下。必审其实虚，虚而泻之，是谓重虚，重虚病益甚。凡刺此者，以指按之，脉动而实且疾者，疾泻之；虚而徐者，则补之。反此者，病益甚。

和之，令其均平也。三脉动于足大指之间，其动也，阳明在上，冲阳也，厥阴在中，太冲也，太阴在下，大都也。

泻须一方实，深取之，稀按其痏，以极出其邪气。补须一方虚，浅刺之，以养其脉，疾按其痏，无使邪气得入。邪气来也紧而疾，谷气来也徐而和。脉实者，深刺之，以泻其气；脉虚者，浅刺之，使精气无得出，以养其脉，独出其邪气。

痏，针孔也。

脉之所居，深不见者，刺之，微内针而久留之，以致其空脉气也。脉浅者勿刺，按绝其脉乃刺之，无令精出，独出其邪气耳。所谓三刺则谷气至者，先浅刺绝皮，以出阳邪；再刺少益深，绝皮致肌肉，则阴邪出；未入分肉间也，已入分肉之间，则谷气出。

故《刺法》曰：始刺浅之，以逐邪气，而来血气；后刺深之，以致阴气之邪；最后刺极深之，以下谷气。此之谓也（此段旧误在《官针》）。

致其空脉气，致其空中之脉气也（空与孔同，针孔也）。无令精出，无令精气出也（精气即正气，以逐邪气，阳邪也）。

刺诸痛者，其脉皆实。痛者，阴也，深刺之；痒者，阳也，浅刺之。痛而以手按之不得者，阴也。病在上者，阳也。病在下者，阴也。病先起阳者，先治其阳而后治其阴。病先起阴者，先治其阴而后治其阳。故曰：从腰以上者，手太阴、阳明皆主之；从腰以下者，足太阴、阳明皆主之。病在上者下取之，病在下者高取之，病在头者取之足，病在腰者取之腘。病生于头者头重，生于手者臂重，生于足者足重。手屈而不伸者，其病在筋；伸而不屈者，其病在骨。在骨守骨，在筋守筋。膺腧中膺，背腧中背。肩膊虚者，取之上。重舌，刺舌柱，以铍针。治病者，先刺其病所从生者也。

痛者，气阻而不行也，故深在阴分。痒者，气行而不畅也，故浅在阳分。

刺热厥者，留针反为寒；刺寒厥者，留针反为热。刺热厥者，二阴一阳；刺寒厥者，二阳一阴。所谓二阴者，二刺阴也；一阳者，一刺阳也。久病者，邪气入深，刺此病者，深内而久留之，间日而复刺之，必先调其左右，去其血脉。刺道毕矣。

厥病阴阳偏盛，故生寒热。此非旦夕所成，故宜留针，以去其偏。凡诸久病根深，皆宜久留其针，去其病根也。

凡刺之法，必察其形气。形肉未脱，少气而脉又躁，躁厥者，必为缪刺之，散气可收，聚气可布。深居静处，占神往来，闭户塞牖，魂魄不散，专意一神，精气之分，毋闻人声，以收其精。必一其神，令志在针，浅而留之，微而浮之，以移其神，气至乃休。男内女外，坚拒勿出，谨守勿内，是谓得气。

男子不足于内，故坚拒勿出；女子不足于外，故谨守勿内（音纳）。

凡刺之禁①，新内勿刺，新刺勿内。已醉勿刺，已刺勿醉。新怒勿刺，已刺勿怒。新劳勿刺，已刺勿劳。已饱勿刺，已刺勿饱。已饥勿刺，已刺勿饥。已渴勿刺，已刺勿渴。大惊大恐，必定其气，乃刺之。乘车来者，卧而休之，如食顷，乃刺之。出行来者，坐而休之，如行十里顷，乃刺之。凡此十二禁者，其脉乱气散，逆其营卫，经脉不次。因而刺之，则阳病入于阴，阴病出为阳，邪气复生。粗工勿察，是谓伐身，形体淫泆，乃消脑髓，津液不化，脱其五味，是谓失气也。

脑髓津液，化于五味，脱其五味，脱其化生精液之源也。

太阳之脉，其终也，戴眼，反折瘛疭，其色白，绝汗乃出，出则终矣。少阳终者，耳聋，百节尽纵，目系绝，目系绝一日半则死矣，其死也，色先青白，乃死。阳明终者，口目动作，喜惊，妄言，色黄，其上下之经盛而不行则终矣。少阴终者，面黑，齿长而垢，腹胀闭塞，上下不通而终矣。厥阴终者，中热，嗌干，喜尿，心烦，甚则舌卷、卵上缩而终矣。太阴终者，腹胀闭，不得息，气噫善呕，呕则逆，逆则面赤，不逆则上下不通，上下不通则面黑、皮毛焦而终矣。

此段与《素问·诊要经终论》同。《难经·二十三难》：终始者，脉之纪也。寸口人迎阴阳之气通于朝使，如环无端，故曰始也。终者，三阴三阳之脉绝，绝则死，死各有形，故曰终也。

---

① 凡刺之禁：针刺禁忌，可以预防晕针和针刺伤及脏腑、组织和器官，也可避免因针刺不当而引起疾病加重。

官能六

雷公问于黄帝曰：针论曰，得其人乃传，非其人勿言，何以知其可传？黄帝曰：各得其人，任之其能，故能明其事。

雷公曰：愿闻官能奈何？黄帝曰：明目者，可使视色。聪耳者，可使听音。捷疾辞语者，可使传论。语徐而安静，手巧而心审谛者，可使行针艾。理血气而调诸逆顺，察阴阳而兼诸方，缓节柔筋而心和调者，可使导引行气。疾毒言语，轻人者，可使唾痈咒病。爪苦手毒，为事善伤者，可使按积抑痹。手毒者，可使试按龟，置龟于器下，而按其上，五十日而死矣。手甘者，复生如故也。各得其能，方乃可行，其名乃彰。不得其人，其功不成，其师无名。故曰：得其人乃言，非其人勿传。此之谓也。

卷 二

刺法

刺节真邪七

黄帝问于岐伯曰：余闻刺有五节奈何？岐伯曰：固有五节，一曰振埃，二曰发矇，三曰去爪，四曰彻衣，五曰解惑。

黄帝曰：夫子言五节，余未知其意。岐伯曰：振埃者，刺外经，去阳病也。发矇者，刺腑腧，去腑病也。去爪者，刺关节肢络也。彻衣者，尽刺诸阳之奇腧也。解惑者，尽知调阴阳，补泻有余不足，相倾移也。

义详下文。

黄帝曰：《刺节》言振埃，夫子乃言刺外经，去阳病，余不知其所谓也，愿卒闻之。岐伯曰：振埃者，阳气大逆，上满于胸中，愤膜肩息，大气逆上，喘喝坐伏，病恶埃烟，饲不得息。请言振埃，尚疾于振埃。

帝曰：善！取之何如？岐伯曰：取之天容。

黄帝曰：其咳上气，穷诎①胸痛者，取之奈何？岐伯曰：取之廉泉。

黄帝曰：取之有数乎？岐伯曰：取天容者，无过一里。取廉

---

① 诎：qū，通"屈"。

泉者，血变而止①（㖭与噎同）。

愤膜肩息，胸满气阻，喘气肩摇也。病恶埃烟，恶见烟尘也。㖭不得息，咽喉㖭塞。不得布息也。天容，手太阳穴。一里，针刺之数。

黄帝曰：善哉！《刺节》言发蒙，余不得其意。夫发蒙者，耳无所闻，目无所见，夫子乃言刺腑腧，去腑病，何腧使然？愿闻其故。岐伯曰：妙乎哉问也！此刺之大约，针之极也，神明之类也，口说书卷，犹不能及也，请言发蒙，尚疾于发蒙也。

黄帝曰：善！愿卒闻之。岐伯曰：刺此者，必于日中，刺其听宫，中其眸子，声闻于耳，此其腧也。

黄帝曰：善！何谓声闻于耳？岐伯曰：刺邪以手坚按其两鼻窍而疾偃，其声必应于针也。

夫发蒙者，耳无所闻，目无所见，是以发其蒙蔽，使之见闻也。乃言刺腑腧，去腑病，此何腑之腧使之聋聩如此也？听宫，手太阳穴。眸子，当是足少阳之童子髎也（童与瞳通）。邪气在经，刺之以手坚按其两鼻之窍而疾偃卧，气不下通而鼓动于针孔之内，静而听之，其声必应于针下也。

黄帝曰：善！此所谓弗见为之，而无目视，见而取之，神明相得者也。《刺节》言去爪，夫子乃言刺关节肢络，愿卒闻之。

岐伯曰：腰脊者，身之大关节也。肢胫者，人之管以趋翔也。茎垂者，身中之机，阴精之候，津液之道也。故饮食不节，喜怒不时，津液内溢，乃下留于睾，血道不通，日大不休，俯仰不便，趋翔不能。此病荥然有水，不上不下，铍石所取，形不可匿，常不得蔽，故命曰去爪。

腰脊者，一身之大关节也。四肢膝胫者，人之管以趋翔也

---

① 血变而止：刺血以血颜色由晦暗、黑浊变为鲜红、清晰为度。

（管，主也）。茎垂者，宗筋之聚，身中之机（宗筋，所以束骨而利机关），阴精输泄之候，津液流注之道也。故饮食不节，喜怒不时，伤其脾肝，疏泄失政，津液内溢，乃下流于睾丸。经络埋瘀，血道不通，睾丸日大不休，以致腰脊俯仰不便，肢胫趋翔不能。此病①荥然内有积水，不上不下，停伫阴囊。铍石所取，形不可匿，常不得蔽，取之则去，易如去爪，故命曰去爪。

黄帝曰：善！《刺节》言彻衣，夫子乃言尽刺诸阳之奇腧，未有常处也，愿卒闻之。岐伯曰：是阳气有余，而阴气不足。阴气不足则内热，阳气有余则外热，内外相抟，热如怀炭，外畏绵帛近，不可近身，又不可近席。腠理闭塞，则汗不出，舌焦唇槁，腊干嗌燥，饮食不让美恶。

黄帝曰：善！取之奈何？岐伯曰：取之于其天府、大杼三痏，又刺中膂以去其热，补足手太阴以出其汗，热去汗稀，疾如彻衣（腊，音昔）。

腊干，胸干之讹（干肉曰腊，于义无当）。饮食不让美恶，不识美恶也。天府，手太阴穴。大杼、中膂，足太阳也。

黄帝曰：善！《刺节》言解惑，夫子乃言尽知调阴阳，补泻有余不足，相倾移也，惑何以解之？岐伯曰：大风在身，血脉偏虚，虚者不足，实者有余，轻重不得，倾侧宛伏，不知东西，不知南北，乍上乍下，乍反乍覆，颠倒无常，甚于迷惑。

黄帝曰：善！取之奈何？岐伯曰：泻其有余，补其不足，阴阳平复。用针若此，疾于解惑（宛、菀同）。

大风在身，闭其营卫，营卫郁遏，则血脉偏实，其风所未闭之经，则血脉偏虚。虚者不足，实乃有余，轻重不相得，是以倾侧宛伏，不知东西南北，自觉上下反覆，颠倒无常，此真甚于迷惑也。

---

① 此病：指睾丸鞘膜积液。

黄帝曰：余闻刺有五邪，何谓五邪？岐伯曰：病有持痈者，有容大者，有狭小者，有热者，有寒者，是谓五邪。

黄帝曰：刺五邪奈何？岐伯曰：凡刺五邪之方，不过五章，痒热消灭，肿聚散亡，寒痹益温，小者益阳，大者必去，请道其方。凡刺痈邪，无迎陇，易俗移性，不得脓，诡道更行，去其乡，不安处所，乃散亡，诸阴阳过痈者，取之其腧，泻之。凡刺大邪，日以小，泄夺其有余乃益虚，剽其通，针其邪，肌肉亲视之，毋有反其真，刺诸阳分肉①间。凡刺小邪，日以大，补其不足，乃无害，视其所在，迎之界，远近尽至，其不得外侵而行之，乃自费，刺分肉间②。凡刺热邪，越而苍，出游不归，乃无病，为开通，辟门户，使邪得出，病乃已。凡刺寒邪，日以温，徐往徐来致其神，门户已闭，气不分，虚实得调，其气存也（辟，闢同）。

持痈，蓄积痈脓也。容大，宽容广大也。狭小，窄狭微小也。热，痒热也。寒，寒痹也。五章，五条也。痒热消灭（热），肿聚散亡（持痈）。寒痹益温（寒，小者益阳，狭小），大者必去（容大）。此刺五邪之五章也。凡刺痈邪，无迎其陇盛之势（陇与隆同）。若易俗移性，违其自然之宜，必不得脓，宜诡道更行，使肿聚去其乡而不安处所，乃能散亡，诸阴阳经络之有过而成痈者，取之其腧而泻之，此刺持痈之方也。凡刺大邪，日以渐小，泻夺其有余，乃始益虚，剽其通达之路（剽即刺也），以针其邪，肌肉亲视之，毋有反其真，刺诸阳分肉之间，此刺容大之方也。凡刺小邪，日以渐大，补其不足，乃可无害，视其所在，而迎之于界，远近之气尽至，其不得外侵而行之，乃自费（侵，当作浸，渐也；

---

① 肉：原无，据《灵枢·刺节真邪》补。
② 间：原为"闲"，据《灵枢·刺节真邪》改。

费，大也）。宜刺分肉之间，此刺狭小之方也。凡刺热①邪，越而苍（越，溧越也。苍，当作沧，热气溧越，则交为沧凉）。出游不归，乃无病（热气游散），为开通，辟门户，使邪得出，病乃已，此刺热邪之方也。凡刺寒邪，日以温（日以渐温），徐往徐来致其神，门户已闭，气不分（气不分散），虚实得调，其气存，此刺寒邪之方也。

黄帝曰：官针奈何？岐伯曰：刺痈者，用铍针；刺大者，用锋针；刺小者，用圆利针；刺热者，用镵针；刺寒者，用毫针也。请言解论，与天地相应，与四时相副，人参天地，故可为解。下有渐洳，上生苇蒲，此所以知形气之多少也。阴阳者，寒暑也，热则滋濡而在上，根②荄少汁。人气在外，皮肤致，腠理闭，汗不出，血气强，肉坚涩。当是之时，善行水者，不能往冰，善穿地者，不能凿冻，善用针者，亦不能取四厥，血脉凝结，坚抟不往来者，亦未可即柔。故行水者，必待天温，冰释冻解，而水可行、地可穿也。人脉犹是也，治厥者，必先熨调和其经，掌与腋，肘与脚，项与脊以调之，火气已通，血脉乃行。然后视其病，脉淖泽者，刺而平之，坚紧者，破而散之，气下乃止。此所谓解结也。

官针奈何，于九针中当用何针也？解论，解结之论也。下有渐洳之水，则上生苇蒲，形气多少，必有外验，亦如是也。

用针之类，在于调气。气积于胃，以通营卫，各行其道。宗气留于海，其下者注于气街，其上者走于息道。故厥在于足，宗气不下，脉中之血，凝而留止，弗之火调，不能取之。用针者，必先察其经络之实虚，切而循之，按而弹之，视其应动者，乃后取而下之。六经调者，谓之不病。虽病，谓之自已也。一经上实下虚而不通者，此必有横络盛，加于大经，令之不通，视而泻之。

---

① 热：原无，据《灵枢·刺节真邪》和上文补。
② 根：原为"恨"，据文义改。

此所谓解结也。

宗气，肺中之大气，一身诸气之宗也。

上寒下热，先刺其项太阳，久留之。已刺，则熨项与肩胛，令热下合乃止。此所谓推而上之者也。上热下寒，视其虚脉而陷之于经络者取之，气下乃止。此所谓引而下之者也。大热遍身，狂而妄见、妄闻、妄言，视足阳明及大络取之，虚者补之，血而实者泻之。因其偃卧，居其头前，以两手四指挟按颈动脉，久持之，卷而切推，下至缺盆中，而复止如前，热去乃止。此所谓推而散之者也。

刺项太阳，足太阳之天柱、大杼也。令热下合乃止，令上热与下相合也。居其头前，医居病者之头前也。按颈动脉，足阳明之人迎也。按之卷而切推之，下至缺盆中，而复止如前，所以推其经热而使之下也，热去乃止而不推。此推而散之之法也。

黄帝曰：有一脉生数十病者，或痛、或痈、或热、或寒、或痒、或痹、或不仁，变化无穷，其故何也？岐伯曰：此皆邪气之所生也。

黄帝曰：余闻气者，有真气，有正气，有邪气，何谓真气？岐伯曰：真气者，所受于天，与谷气并而充身者也。正气者，正风也，从一方来，非实风，又非虚风也。邪气者，虚风之贼伤人者也，其中人也深，不能自去。正风者，其中人也浅，合而自去，其气来柔弱，不能胜真气，故自去。虚邪之中人也，洒淅动形，起毫毛而发腠理。其入深，内抟于骨，则为骨痹。抟于筋，则为筋挛。抟于脉中，则为血闭不通，则为痈。抟于肉，与卫气相抟，阳胜者则为热；阴胜者则为寒，寒则真气去，去则虚，虚则寒。抟于皮肤之间，其气外发，腠理开，毫毛摇，气往来行则为痒，留而不去则为痹，卫气不行则为不仁。

此答帝问痛、痈、寒、热、痒、痹、不仁之义。

虚邪偏客于身半，其入深，内居营卫，营卫稍衰则真气去，邪气独留，发为偏枯。其邪气浅者，脉偏痛。虚邪之入于身也深，寒与热相抟，久留而内着，寒胜其热，则骨痛肉枯；热胜其寒，则烂肉腐肌为脓，内伤骨，内伤骨为骨蚀①。有所疾前筋，筋屈不伸，邪气居其间而不反，发为筋溜②。有所结，气归之，卫气留之，不得反，津液久留，合而为肠溜，久者数岁乃成，以手按之柔，已有所结，气归之，津液留之，邪气中之，凝结日以益甚，连以聚居，为昔瘤，以手按之坚。有所结，深中骨，气因于骨，骨与气并，日以益大，则为骨疽。有所结，中于肉，宗气归之，邪留而不去，有热则化而为脓，无热则为肉疽。凡此数气者，其发无常处，而有常名也。

黄帝曰：善！请藏之灵兰之室，不敢妄出也。

此推明黄帝未问之义。溜与瘤通。昔瘤，瘤成于夙昔，非旦暮所结者。骨疽，气郁于骨中而突起者。肉疽，气郁于肉中，无热无脓，坚硬而突起者。

逆顺八

黄帝问于伯高曰：余闻气有逆顺，脉有盛衰，刺有大约，可得闻乎？伯高曰：气之逆顺者，所以应天地、阴阳、四时、五行也。脉之盛衰者，所以候血气之虚实有余不足也。刺之大约者，必明知病之可刺，与其未可刺，与其已不可刺也。

黄帝曰：候之奈何？伯高曰：无迎逢逢之气，无击堂堂之阵。

---

① 骨蚀：今之股骨头坏死即属于骨蚀。
② 筋溜：《外科正宗·瘿瘤论》云："筋瘤者，坚而色紫，垒垒青筋，盘曲甚者，结若蚯蚓。治当清肝解郁、养血舒筋，清肝芦荟丸是也。"相当于今之下肢静脉曲张并发血栓性浅静脉炎。

《刺法》曰：无刺熇熇之热，无刺漉漉之汗，无刺浑浑之脉，无刺病与脉相逆者。

黄帝曰：候其可刺，奈何？伯高曰：上工刺其未生者也，其次刺其未盛者也，其次刺其已衰者也。下工刺其方袭者也，与其形之盛者也，与其病之与脉相逆者也。故曰：方其盛也，勿敢毁伤，刺其已衰，事必大昌。故曰：上工治未病①，不治已病。此之谓也（逢，音蓬。熇，音嚣。漉，音鹿）。

逢逢，盛也。熇熇，热旺也。漉漉，汗多也。浑浑，脉大也。方袭，邪方感袭也。言已非未生时矣。

行针九

黄帝问于岐伯曰：余闻九针于夫子，而行之于百姓，百姓之血气，各不同形。或神动而气先针行，或气与针相逢，或针已出气独行，或数刺乃知，或发针而气逆，或数刺病益剧。凡此六者，各不同形②，愿闻其方。岐伯曰：重阳之人，其神易动，其气易往也。

黄帝曰：何谓重阳之人？岐伯曰：重阳之人，熇熇高高，言语善疾，举足善高，心肺之脏气有余，阳气滑盛而扬，故神动而气先行。

黄帝曰：重阳之人，而神不先行者，何也？岐伯曰：此人颇有阴者也。

黄帝曰：何以知颇有阴也？岐伯曰：多阳者多喜，多阴者多

---

① 未病：预防疾病的观念，可参阅《素问》的《四气调神大论篇》《刺热论篇》和《难经·七十七难》。

② 凡此六者，各不同形：曰于人的体质有阴阳偏盛、偏衰的不同，在针刺时会产生六种不同的反应。

怒，数怒而易解，故曰颇有阴。其阴阳之离合难，故其神不能先行也。

黄帝曰：其气与针相逢奈何？岐伯曰：阴阳和调而血气淖泽滑利，故针入而气出，疾而相逢也。

黄帝曰：针已出而气独行者，何气使然？岐伯曰：其阴气多而阳气少，阴气沉而阳气浮者内藏，针已出，气乃随其后，故独行也。

黄帝曰：数刺乃知，何气使然？岐伯曰：此人之多阴而少阳，其气沉而气往难，故数刺乃知也。

黄帝曰：刺入而气逆①者，何气使然？岐伯曰：其气逆与其数刺病益甚者，非阴阳之气浮沉之势也。此皆粗之所败，上之所失，其形气无过焉（熇，音栩）。

熇熇高高，气高而扬也。数怒而易解，数怒而易消也。易解是其阳多，数怒是其有阴，故曰颇有阴也。粗之所败，上之所失，粗工之所败，上工之所失也。

血络论十

黄帝曰：愿闻其奇邪而不在经者。岐伯曰：血络是也。

黄帝曰：刺血络而仆者，何也？血出而射者，何也？血少黑而浊者，何也？血出清而半为汁者，何也？发针而肿者，何也？血出若多若少而面色苍苍者，何也？发针而面色不变而烦悗者，何也？多出血而不动摇者，何也？愿闻其故。

血络，邪中于络，气阻而血壅者也。

岐伯曰：脉气盛而血虚者，刺之则脱气，脱气则仆。血气俱

_____

① 气逆：针刺后出现的不良反应如晕针。

盛而阴气多者，其血滑，刺之则射。阳气蓄积，久留而不泻者，其血黑以浊，故不能射。新饮而液渗于络，而未合和于血也，故血出而汁别焉。其不新饮者，身中有水，久而为肿。阴气积于阳，其气因于络，刺之，血未出而气先行，故肿。阴阳之气，其新相得而未合和，因而泻之则阴阳俱脱，表里相离，故脱色而苍苍然。刺之血出多、色不变而烦悗者，刺络而虚经，虚经之属于阴者，阴脱，故烦悗。阴阳相得而合为痹者，此为内溢于经、外注于络，如是者阴阳俱有余，虽多出血而弗能虚也。

脉之气盛而血虚者，刺之则脱其气，脱气则身仆。血气俱盛而阴气多者，阴气逼束，其血滑利，刺之则射；见窍而奔也，阳气蓄积，经血久留而不泻者，埋瘀腐败，其血黑以浊，胶而莫流，故不能射。新饮水而液渗于络，未经和合于血，故血出而清汁别焉。其不新饮者，身中宿有积水，久则流溢经络而为肿胀。水中阴气积于阳分，其气因于络脉，已将作肿，刺之，血未出而阴气先行，充塞络中，故发胂满，不俟日久而四溢也。阴阳之气，其新相得而未和合，彼此环抱不坚，因而泻之，则阴阳俱脱，无以荣华皮肤，故脱色而面苍苍然。刺之，血出多、色不变而烦悗者，刺其络而虚其经。经为玥，虚其经之属于阴者，阴脱，故生烦悗。阴阳相合而为痹者，隧道埋阻，此为气血内溢于经、外注于络，如是者阴阳俱有余，虽多出血，而弗能虚也，故不动摇。

黄帝曰：相之奈何？岐伯曰：血脉者，盛坚横以赤，上下无常处，小者如针，大者如箸，则而泻之，万全也，故无失数矣。失数而反，各如其度。

黄帝曰：针入而肉著者，何也？岐伯曰：热气因于针则针热，热则肉着于针，故坚焉。

失数而反，各如其度，苟失其数则反其道，而各如其度也。

论勇十一

　　黄帝问于少俞曰：夫人之忍痛与不忍痛者，非勇怯之分也。夫勇士之不忍痛者，见难则前，见痛则止。夫怯士之忍痛者，闻难则恐，遇痛则动。夫勇士之忍痛者，见难不恐，遇痛不动。夫怯士之不忍痛者，见难与痛，面转目眵，恐不能言，失气惊悸，颜色变化，乍死乍生。余见其然也，不知其何由？愿闻其故。少俞曰：夫忍痛与不忍痛者，皮肤之薄厚，肌肉之坚脆，缓急之分也，非勇怯之谓也。

　　黄帝曰：愿闻勇怯之所由然。少俞曰：勇士者，目深以固，长衡直扬，三焦理横，其心端直，其肝大以坚，其胆满以旁。怒则气盛而胸张，肝举而胆横，眦裂而目扬，毛起而面苍。此勇士之由然者也。

　　长衡直扬，《灵枢·五变》则作"长冲直扬"，言其目突而眉直也。

　　黄帝曰：愿闻怯士之所由然。少俞曰：怯士者，目大而不减，阴阳相失，三焦理纵，𩩲骬短而小，肝系缓，其胆不满而纵，肠胃挺，胁下空。虽方大怒，气不能满其胸，肝肺虽举，气衰复下，故不能久怒。此怯士之所由然者也（𩩲，音揭。骬，音于）。

　　减与缄通，收也。𩩲骬，蔽心骨也。挺，长也（松长不收）。

　　黄帝曰：怯士之得酒，怒不避勇士者，何脏使然？少俞曰：酒者，水谷之精、熟谷之液也，其气慓悍，其入于胃中则胃胀，气上逆，满于胸中，肝浮胆横。当是之时，故比于勇士，与勇士同类，不知避之，气衰则悔，名曰酒悖也。

　　悖，乱也。

论痛十二

黄帝问于少俞曰：筋骨之强弱，肌肉之坚脆，皮肤之厚薄，腠理之疏密各不同，其于针石火焫之痛，何如？肠胃之厚薄、坚脆亦不等，其于毒药，何如？愿尽闻之。少俞曰：人之骨强、筋弱、肉缓、皮肤厚者，耐痛。其于针石之痛，火焫亦然。

黄帝曰：其耐火焫者，何以知之？少俞曰：加以黑色而美骨者，耐火焫。

黄帝曰：其不耐针石之痛者，何以知之？少俞曰：坚肉、薄皮者，不耐针石之痛，于火焫亦然。

黄帝曰：人之胜毒，何以知之？少俞曰：胃厚、色黑、大骨及肥者，皆胜毒；其瘦而薄胃者，皆不胜毒也。

黄帝曰：人之病，或同时而伤，或易已，或难已，其故何如？少俞曰：同时而伤，其身多热者，易已；多寒者，难已。

其身多热者，阳盛而气通，故易已；多寒者，阴盛而气滞，故难已。

五邪十三

邪在肺则病皮肤痛，寒热，上气喘，汗出，咳动肩背。取之膺中外腧，背三节、五节之旁。以手疾按之，快然①乃刺之，取之缺盆中以越之。

肺藏气而主皮毛，故邪在肺则皮肤痛，寒热汗出，上气喘咳。膺中外腧，手太阴之云门、中府也。背三节之旁，肺俞也；五节

---

① 快然：按压腧穴产生轻快、舒适感，或者病痛减轻。

之旁，心俞也（皆足太阳经穴）。按之快然，即是其穴，乃刺之。缺盆，足阳明经穴。经脉：肺手太阴之脉，是动则病肺胀满，膨膨而喘咳，缺盆中痛。故取之缺盆中以越之。越，散也。

邪在肝则两胁中痛，寒中，恶血在内，行善掣节，时脚肿。取之行间，以引胁下。补三里，以温胃中。取血脉，以散恶血。取耳间青脉，以去其掣。

肝藏血而主筋，筋聚关节，脉行两胁，故两胁中痛。恶血在内，行善掣节（掣，牵也）。脾主四肢，木刑土败，脾气不能下达，关节壅阻，故时脚肿。寒中者，土被木贼，则寒水侮土也。取之厥阴之行间（穴名），以引胁下之痛。补阳明之三里，以温胃中之寒。取血脉之结瘀，以散恶血。取耳间之青脉，以去其牵掣，足少阳之脉循耳间，厥阴与少阳为表里也。

邪在脾胃，则病肌肉痛。阳气有余，阴气不足，则热中善饥。阳气不足，阴气有余，则寒中肠鸣腹痛。阴阳俱有余，若俱不足，则有寒有热。皆调于三里。

脾胃同主肌肉，故邪在脾胃，则病肌肉痛。阳盛阴虚，则热中善饥。阳虚阴盛，则寒中肠鸣腹痛。阴阳俱盛，若俱虚，则有寒有热；阴盛则下寒，阴虚则下热；阳盛则上热，阳虚则下寒也。皆调于足阳明之三里，以均其寒热。

邪在肾则病骨痛阴痹。阴痹者，按之而不得，腹胀腰痛，大便难，肩背颈项痛，时眩。取之涌泉、昆仑①，视有血者，尽取之。

肾主骨，故邪在肾，则病骨痛。肾为阴，阴旺则凝涩不行，故病阴痹（阴分痹着）。阴痹者，病在隐微，故按之而不得。水旺则土湿木陷，疏泄不行，故腹胀、腰痛、大便难。少阴不升则太

---

① 涌泉、昆仑：肾经之井穴，膀胱经之经穴。

阳不降，太阳行身之背，浊气上逆，故肩背、颈项痛。寒水主藏，时眩者，寒水失藏而胆火升浮也（胆火化气相火）。涌泉，足少阴穴。昆仑，足太阳穴。

邪在心则病心痛、喜悲，时眩仆。视有余不足，而调之其输①也。

心痛，水贼火也。心主喜，肺主悲，喜悲，金侮火也。时眩仆，君火失根而升浮也。调之其输，手厥阴心主之输也（少阴无输）。

五乱十四

黄帝曰：经脉十二者，别为五行，分为四时，何失而乱？何得而治？岐伯曰：五行有序，四时有分，相顺则治，相逆则乱。

黄帝曰：何谓相顺？岐伯曰：经脉十二者，以应十二月。十二月者，分为四时。四时者，春秋冬夏，其气各异，营卫相随，阴阳已和，清浊不相干，如是则顺而治。

黄帝曰：何谓逆而乱？岐伯曰：清气在阴，浊气在阳，营气顺脉，卫气逆行，清浊相干，乱于胸中，是谓大悗。故气乱于心，则烦心密嘿，俯首静伏。乱于肺，则俯仰喘喝，接手以呼。乱于肠胃，则为霍乱。乱于臂胫，则为四厥。乱于头，则为厥逆，头重、眩仆（悗，音闷）。

清气在阴，陷而不升也。浊气在阳，逆而不降也。悗者，气乱而不清也。接手以呼，以手扪心也。四厥，四肢厥逆也（四肢寒冷，谓之厥逆），厥逆头重、眩仆，浊气逆升而不降也。

---

① 输：心包经、心经之腧穴大陵、神门。

黄帝曰：五乱者，刺之有道乎？岐伯曰：有道以来，有道以去，审知其道，是谓身宝。

黄帝曰：善！愿闻其道。岐伯曰：气在于心者，取之手少阴、心主之输。气在于肺者，取之手太阴荥、足少阴输。气在于肠胃者，取之足太阴、阳明；不下者，取之三里。气在于头者，取之天柱、大杼；不知，取太阳荥、输。气在于臂足，取之先去血脉，后取其阳明、少阳之荥、输。

黄帝曰：补泻奈何？岐伯曰：徐入徐出，谓之导气①。补泻无形，谓之同精。是非有余不足也，乱气之相逆也。

黄帝曰：允乎哉道！明乎哉论！请著之玉版，命曰治乱也。

有道以来，有由以来也。有道以去，有法以去也。手少阴之输，神门也。心主之输，大陵也。手太阴荥，鱼际也。足少阴输，太溪也。足太阴、阳明，太阴之输，太白也；阳明之输，陷谷也。三里，足阳明穴也。天柱、大杼，足太阳穴也。太阳之荥，足通谷也。太阳之输，束骨也。手阳明之荥、输，二间、三间也。手少阳之荥输，液门、中渚也。足阳明之荥输，内庭、陷谷也。足少阳之荥输，侠溪、足临泣也。徐入徐出，谓之导气，导其乱气，使之复治也。补泻无形，谓之同精，同其精气之本原，未尝增损也（精，正气也）。是非以其有余不足，而用补泻也，为其乱气之相逆，调之使其顺而治耳。

---

① 导气：李东垣在《脾胃论·胃气下溜五脏气皆乱其为病互相出见论》中阐释了《灵枢·五乱》的内容，对"五乱"的病因病机、治法、针灸、中药都作了详尽的剖析，见解深刻、独到，发展了《内经》"五乱"理论，提出了针灸、药物相结合的疗法，不但采用《灵枢·五乱》中的腧穴，明确了其他腧穴和针刺深浅，且具体提出"同精导气""导气同精"两种方法，既丰富了脾胃学说的内容，又发展了《内经》的学术思想。导气法与今之"平补平泻法"相似，应用于气逆证，取五输穴为主，如咳嗽、恶心、呃逆、呕吐、眩晕、耳聋、泄泻等病证。操作：进针后均匀地提插捻转，得气后留针或者出针。

五禁 十五

黄帝问于岐伯曰：余闻刺有五禁，何谓五禁？岐伯曰：禁其不可刺也。

黄帝曰：余闻刺有五夺。岐伯曰：无泻其不可夺者也。

黄帝曰：余闻刺有五过，岐伯曰：补泻无过其度。

黄帝曰：余闻刺有五逆。岐伯曰：病与脉相逆，故命曰五逆。

黄帝曰：余闻刺有九宜。岐伯曰：明知九针之论，是谓九宜。

义详下文。

黄帝曰：何谓五禁？愿闻其不可刺之时。岐伯曰：甲乙日自乘，无刺头，无发矇于耳内。丙丁日自乘，无振埃于肩、喉、廉泉。戊己日自乘，四季无刺腹蒙去爪泻水。庚辛日自乘，无刺关节于股膝。壬癸日自乘，无刺足胫。是谓五禁。

自乘者，日之乘时当令也。发矇，发其蒙蔽也。振埃，振其尘埃也。

黄帝曰：何谓五夺？岐伯曰。形肉已夺，是一夺也。大夺血之后，是二夺也。大汗出之后，是三夺也。大泄之后，是四夺也。新产及大血之后，是五夺也。此皆不可泻。

五夺皆大虚证，故不可泻。

黄帝曰：何谓五逆？岐伯曰：热病脉静，汗已出，脉盛躁，是一逆也。病泄，脉洪大，是二逆也。着痹不移，䐃肉破，身热，脉偏绝，是三逆也。淫而夺形，身热，色夭然白，及后下血衃，血衃笃重，是谓四逆也。寒热夺形，脉坚搏，是谓五逆也。

着痹不移，䐃肉破，气偏痹塞不移，身难反侧，臂肉磨伤也。淫而夺形，病气浸淫不已，渐至形脱也。

玉版十六

黄帝曰：余以小针为细物也，夫子乃言上合之于天，下合之于地，中合之于人。余以为过针之意矣，愿闻其故。岐伯曰：何物大于天乎！夫大于针者，唯五兵者焉。五兵者，死之备也，非生之具。且夫人者，天地之镇也，其不可不参乎！夫治民者，亦唯针焉。夫针之与五兵，其孰小乎？

宇宙之中，无大于天者。天之所以大者，生也（天地之大德曰生）。小针虽细，而亦能生人，故与天并大。五兵虽大，但能杀人，不能生人，何以为大？且夫人者，天地之镇也（与天地并重），其不可不参焉（与天地参），佐天地以生人也。夫生人者，亦唯针耳，则针之与五兵，其孰大而孰小乎？

黄帝曰：病之生时，有善怒不测，饮食不节，阴气不足，阳气有余，营气不行，乃发为痈疽。阴阳不通，两热相搏，乃化为脓，小针能取之乎？岐伯曰：圣人不能使化者为之，邪不可留也。故两军相当，旗帜相望，白刃陈于中野者，此非一日之谋也。能使其民令行禁止，士卒无白刃之难者，非一日之教也，须臾之得也。夫至使身被痈疽之病、脓血之聚者，不亦离道远乎！夫痈疽之生，脓血之成也，不从天下，不从地出，积微之所生也。故圣人自治于未有形也，愚者遭其已成也。

圣人不能使天地自然之化，以人力而为之，然而邪之在身，则不可留也。痈疽脓血者，邪气伏留，积微成大之所生也。

黄帝曰：其已形，不予遭；脓已成，不予见，为之奈何？岐伯曰：脓已成，十死一生。故圣人弗使已成，而明为良方，著之竹帛，使能者踵而传之后世。无有终时者，为其不予遭也。

黄帝曰：其已有脓血而后遭者，不导之，以小针治乎？岐伯曰：以小治小者，其功小；以大治大者，多害。故其已成脓血者，其唯砭石、铍锋之所取也。

砭石，石针。铍锋，铍针也。

黄帝曰：多害者，其不可全乎？岐伯曰：其在逆顺焉。

黄帝曰：愿闻逆顺。岐伯曰：以为伤者，其白眼青，黑眼小，是一逆也。内药而呕者，是二逆也。腹痛渴甚，是三逆也。肩项中不便，是四逆也。音嘶色脱，是五逆也。除此五者，为顺矣。

多害者，全与不全。其在逆顺。顺则可全，逆则不可全也。以为伤者，害之成伤者也。白眼青，木侮金也。黑眼小，火侮水也。内药而呕，胃败而气逆也。腹胀痛渴甚，风木之贼土也。肩项不便，肺气逆冲也。音嘶色脱，肺肝俱败也（肺主音，肝主色）。

黄帝曰：诸病皆有逆顺，可得闻乎？岐伯曰：腹胀，身热，脉大，是一逆也。腹鸣而满，四肢清泄，其脉大，是二逆也。衄而不止，脉大，是三逆也。咳且溲血，脱形，其脉小劲，是四逆也。咳，脱形，身热，脉小以疾，是谓五逆也。如是者，不过十五日而死矣。

腹胀，身热，脉大。里湿盛而表阳格也。腹鸣而满，四肢清泄而脉大，肝脾郁陷而攻泄也。衄而不止，脉大，肺胃阻逆而上脱也。咳且溲血，脱形，其脉小劲，中气亏败，肝陷而肺逆也。咳而脱形，身热，脉小以疾，脾败胃逆，肺胆不降也。

其腹大胀，四末清，脱形，泄甚，是一逆也。腹胀便血，其脉大，时绝，是二逆也。咳，溲血，形肉脱，脉搏，是三逆也。呕血，胸满引背，脉小而疾，是四逆也。咳呕，腹胀且飧泄，其脉绝，是五逆也。如是者，不及一时而死矣。工不察此者而刺之，是谓逆治。

此之五逆，较上之五逆更剧，是死在顷刻之间者也。

黄帝曰：夫子之言针甚骏，以配天地，上数天文，下度地纪，内别五脏，外次六腑，经脉二十八会，尽有周纪，能杀生人，不能起死者，子能反之乎？岐伯曰：能杀生人，不能起死者也。

黄帝曰：余闻之，则为不仁，然愿闻其道，弗行于人。岐伯曰：是明道也，其必然也，其如刀剑之可以杀人。如饮酒使人醉也，虽勿诊，犹可知矣。

黄帝曰：愿卒闻之。岐伯曰：人之所以受气者，谷也。谷之所注者，胃也。胃者，水谷气血之海①也。海之所行云气者，天下也。胃之所出气血者，经隧也。经隧者，五脏六腑之大络也。迎而夺之而已矣。

黄帝曰：上下有数乎？岐伯曰：迎之五里，中道而止，五至而已，五往而脏之气尽矣。故五五二十五，而竭其腧矣。此所谓夺其天气者也，非能绝其命而倾其寿也。

黄帝曰：愿卒闻之。岐伯曰：窥门而刺之者，死于家中；入门而刺之者，死于堂上。

黄帝曰：善乎方，明哉道！请著之玉版，以为重宝，传之后世，以为刺禁，令民勿敢犯也。

骏与峻同，高大也。能杀生人，不能起死者也，言不能反也。迎而夺之，夺其胃气也。五里，手阳明穴，此脏腑之大络，经隧之要害。迎之于此，而夺其气，则经隧之气，中道而止。不过五至而已，针五下而脏气绝，故五五二十五下，而竭其五脏之腧矣。此所谓夺其天气，使之夭年，非能立绝其命，而即倾其寿者也。门，气门（《素问·生气通天论》：气门乃闭）即孔穴也。窥门而

---

① 水谷气血之海：强调脾胃运化水谷、化生气血的功能。

刺之者，刺入浅也。入门而刺之者，刺入深也。死于家中，死之稍迟也。死于堂上，死之至速也。《灵枢·本输》：阴尺动脉在五里，五腧之禁也。《素问·气穴论》：大禁二十五，在天府下五寸，即此迎之五里之义也。

师传十七

黄帝曰：余闻先师有所心藏，弗著于方，余愿闻而藏之，则而行之，上以治民，下以治身，使百姓无病，上下和亲，德泽下流，子孙无忧，传于后世，无有终时，可得闻乎？岐伯曰：远乎哉问也！夫治民与自治，治彼与治此，治小与治大，治国与治家，未有逆而能治之也，夫唯顺而已矣。顺者，非独阴阳脉论气之逆顺也，百姓人民皆欲顺其志也。

黄帝曰：顺之奈何？岐伯曰：入国问俗，入家问讳，上堂问礼，临病人问所便。

黄帝曰：便病人奈何？岐伯曰：夫中热消瘅则便寒，寒中之属则便热。胃中热则消谷，令人悬心善饥，脐以上皮热。肠中热则出黄如糜，脐以下皮热。胃中寒则腹胀，肠中寒则肠鸣、飧泄。胃中寒、肠中热，则胀而且泄；胃中热、肠中寒，则疾饥、少腹痛胀。

黄帝曰：胃欲寒饮，肠欲热饮，两者相逆，便之奈何？且夫王公大人，血食之君，骄恣纵欲轻人，而无能禁之，禁之则逆其志，顺之则加其病，便之奈何？治之何先？岐伯曰：人之情，莫不恶死而乐生，告之以其败，语之以其善，导之以其所便，开之以其所苦，虽有无道之人，恶有不听者乎？

黄帝曰：治之奈何？岐伯曰：春夏先治其标，后治其本；秋冬先治其本，后治其标。

黄帝曰：便其相逆者奈何？岐伯曰：便此者，饮食衣服，亦欲适寒温。衣服者，寒无凄怆，暑无出汗。饮食者，热无灼灼，寒无沧沧。寒温中适，故气将持，乃不致邪僻也。

中热消瘅则便寒，得寒而便也。寒中之属则便热，得热而便也。肠中热则出黄如糜，粪黄而胶黏也。胃中寒、肠中热，则胀而且泄，泄即出黄如糜也。春夏先治其标，后治其本，阳气发泄之时，多外热而内寒也。秋冬先治其本，后治其标，阳气收藏之时，多内热而外寒也。

外揣十八

黄帝曰：余闻《九针》九篇，余亲受其调，颇得其意。夫九针者，始于一而终于九，然未得其要道也。夫九针者，小之则无内，大之则无外，深不可为下，高不可为盖，恍惚无穷，流溢无极，余知其合于天道、人事、四时之变也。然余愿杂之毫毛，浑束为一，可乎？

调，调度也。深不可为下，无有下之者也。高不可为盖，无有盖之者也。杂之毫毛，浑束为一者，合之大小高深，而归于简要也。

岐伯曰：明乎哉问也！非独针道也，治国亦然。

黄帝曰：余愿闻针道，非国事也。岐伯曰：夫治国者，夫唯道焉。非道，何可小大深浅、杂合而为一乎！

黄帝曰：愿卒闻之。岐伯曰：日与月焉，水与镜焉，鼓与响焉。夫日月之明，不失其影；水镜之察，不失其形；鼓响之应，不失其声。动摇则应和，尽得其情。

针法之要，不杂色脉，得其法者，如日月之明，不失其影；水镜之察，不失其形；鼓响之应，不失其声。凡有动摇，则应和之捷，纤毫不失，尽得其情也。

黄帝曰：窘乎哉！昭昭之明不可蔽，其不可蔽，不失阴阳也。合而察之，切而验之，见而得之，若清水明镜之不失其形也。五音不彰，五色不明，五脏波荡，若是则外内相袭，若鼓之应桴，响之应声，影之似形。故远者司外揣内，近者司内揣外，是谓阴阳之极、天地之盖。请藏之灵兰之室，弗敢使泄也。

明不可蔽，以善察色脉、不失阴阳也。合而察之，切而验之，见而得之，直若清水明镜之不失其形也。设其五音不彰，五色不明，则五脏波荡，必生大病。若是则外内相袭，若鼓之应桴，响之应声，影之似形，无不符也。故远者司外以揣内，近者司内以揣外，是谓阴阳之极、天地之盖也（盖者，大于天地也）。

禁服十九

雷公问于黄帝曰：细子得受业，通于《九针》六十篇，旦暮勤服之，近者编绝，久者简垢，然尚讽诵弗置，未尽解于意矣。《外揣》言浑束为一，未知所谓也。夫大则无外，小则无内，大小无极，高下无度，束之奈何？士之才力，或有厚薄，智虑褊浅，不能博大深奥，自强于学若细子，细子恐其散于后世，绝于子孙，敢问约之奈何？

《外揣》：夫九针者，小之则无内，大之则无外，深不可为下，高不可为盖，愿杂之毫毛，浑束为一，可乎？约之，即浑束为一，令其简约也。

黄帝曰：善乎哉问也！此先师之所禁，坐私传之也，割臂歃血之盟也，子若欲得之，何不斋乎！雷公再拜而起曰：请闻命。于是，乃斋宿三日而请曰：敢问今日正阳，细子愿以受盟。黄帝乃与俱入斋室，割臂歃血。黄帝亲祝曰：今日正阳，歃血传方，有敢背此言者，反受其殃。雷公再拜曰：细子受之。黄帝乃左握其手，右授之书，曰：慎之慎之，吾为子言之。

先师，僦贷季（帝曰先师之所禁，雷公曰旦暮勤服之，此《禁服》所由名也）。

凡刺之理，经脉为始，营其所行，制其度量，内次五脏，外别六腑，审察卫气，为百病母。调诸虚实，虚实乃止。泻其血络，血尽①不殆矣。

风者，百病之始，先伤卫气，乃生百病，故审察卫气，为百病母。调诸虚实之偏，虚实乃止。止者，不偏虚，不偏实也。泻其血络，血尽邪除，故人不殆也。

雷公曰：此皆细子之所以通，未知其所约也。黄帝曰：夫约方者，犹约囊也，囊满而弗约，则输泄；方成弗约，则神与弗俱。

雷公曰：愿为下材者，弗满而约之。黄帝曰：未满而知约之以为工，不可以为天下师。雷公曰：愿闻为工。

下材，下士之材也。

黄帝曰：寸口主中，人迎主外，两者相应，俱往俱来，若引绳，大小齐等。春夏人迎微大，秋冬寸口微大，如是者，名曰平人。人迎大一倍于寸口，病在足少阳；一倍而躁，在手少阳。人迎二倍，病在足太阳；二倍而躁，在手太阳。人迎三倍，病在足阳明；三倍而躁，在手阳明。盛则为热，虚则为寒，紧则为痛痹，代则乍甚乍间。盛则泻之，虚则补之，紧痛则取之分肉，代则取血络且饮药，陷下则灸之，不盛不虚，以经取之，名曰经刺。人迎四倍，且大且数，名曰溢阳，溢阳为外格，死不治。必审按其本末，察其寒热，以验其脏腑之病。

溢阳，阳气之满溢。溢阳为外格，阴盛于内，阳气绝根而格除于外也，故死不治。

---

① 血尽：刺络出血，让其任意流出，自然而止，不按压止血。

寸口大一倍于人迎，病在足厥阴；一倍而躁，在手心主。寸口二倍，病在足少阴；二倍而躁，在手少阴。寸口三倍，病在足太阴；三倍而躁，在手太阴。盛则胀满、寒中、食不化，虚则热中、出糜、少气、尿色变。紧则痛痹，代则乍痛乍止。盛则泻之，虚则补之，紧则先刺而后灸之，代则取血络而后调之，陷下则徒灸之。陷下者，脉血结于中，中有着血，血寒，故宜灸之。不盛不虚，以经取之。寸口四倍，且大且数，名曰溢阴，溢阴为内关，死不治。必审察其本末之寒温，以验其脏腑之病，通其营输，乃可传于大数。大数曰：盛则徒[1]泻之，虚则徒补之，紧则灸刺且饮药，陷下则徒灸之，不盛不虚，以经取之。所谓经治者，饮药，亦曰灸刺。脉急则引，脉大以弱，则欲安静，用力无劳也。

溢阴为内关，阳盛于内，阴气绝根而关闭于外也，故死不治。以经取之，以经常之法取之，谓之经治。脉急则引，以导引之法，通达而松缓之也。脉大以弱，则欲安静，用力无劳苦也。

---

① 徒：原为"使"，据《灵枢·禁服》改。

卷　三

经络

经脉二十

雷公问于黄帝曰：《禁服》之言，凡刺之理，经脉为始，营其所行，制其度量，内次五脏，外别六腑，愿尽闻其道。黄帝曰：经脉者，所以能决死生，处百病，调虚实，不可不通。

凡刺之理，经脉为始，营其所行（营其所行之道路），制其度量（制其度量之长短），内次五脏（内次五脏之部），外别六腑（外别六腑之分）。六语，《禁服》之言。

肺手太阴之脉，起①于中焦，下②络③大肠，还④循胃口，上⑤膈，属⑥肺。从肺系⑦，横⑧出⑨腋下，下循⑩臑⑪内，行⑫少阴、心

---

① 起："发源处"曰"起"。
② 下："由上而下"曰"下"。
③ 络：联络，"与该经脏腑相表里的脏腑连接"称"络"。
④ 还："去而复回"曰"还"。
⑤ 上："由下而上"曰"上"。
⑥ 属：连接，"与该脏腑相连接"称"属"。
⑦ 肺系：指从属于肺的气管、喉咙等组织、器官。
⑧ 横："平行（横向）的循行"曰"横"。
⑨ 出："由内而外、由深出浅"曰"出"。
⑩ 循："沿着经脉走行"曰"循"。
⑪ 臑：上臂。
⑫ 行："与其他经脉并行"曰"行"。

主之前，下肘中，循臂为上骨①下廉，入②寸口，上鱼③，循鱼际，出大指之端。其支者：从腕后直出次指内廉，出其端。

是动则病④：肺胀满，膨膨而喘咳，缺盆中痛，甚则交两手而瞀，此为臂厥。

是主肺所生病⑤者：咳，上气喘喝，烦心，胸满，臑臂内前廉痛、厥，掌中热。气有余则肩背痛，风寒汗出中风，小便数而欠；气虚则肩背痛寒，少气不足以息，尿色变。为此诸病，盛则泻之，虚则补之，热则疾之，寒则留之，陷下则灸之，不盛不虚，以经取之。盛者，寸口大三倍于人迎；虚者，则寸口反小于人迎也。

手之三阴，自胸走手。肺手太阴之脉，起于中焦，下络大肠，太阴、阳明为表里也。还循胃口，上膈，属肺，从肺系横出腋下，中府之分也。下循臑内（臂内嫩肉曰臑），行少阴、厥阴二经之前（手三阴行于臂内，太阴在前）。下肘中，循臂内上骨下廉（掌后高骨），入寸口而成尺寸，上鱼（大指根肥肉曰鱼），循鱼际（穴名，即寸口脉），出大指之端，手太阴之少商也。其支者：从腕后直出次指内廉，出其端，而交于手阳明经。人迎，足阳明之动脉，在喉旁。

大肠手阳明之脉 起于大指次指之端，循指上廉，出合谷两骨⑥之间，上入两筋⑦之中，循臂上廉，入肘外廉，上臑外前廉，

---

① 上骨：桡骨。
② 入："由外而内、由浅入深"曰"入"。
③ 鱼：鱼际。
④ 是动则病：本条经脉发生病变可出现以下病症。
⑤ 是主肺所生病：肺经的腧穴能主治与肺相关的以下病症。
⑥ 两骨：指第一、第二掌骨，因其分歧，故称歧骨。
⑦ 两筋：拇短伸肌腱与拇长伸肌腱。

上肩，出髃骨①之前廉，上出于柱骨②之会上，下入缺盆，络肺，下膈，属大肠。其支者：从缺盆，上颈，贯③颊，入下齿中，还出挟④口，交人中⑤，左之右，右之左，上挟鼻孔。

是动则病：齿痛，颈肿。

是主津液所生病⑥者：目黄，口干，鼽衄，喉痹，肩前臑痛，大指次指痛不用。气有余则当脉所过者热、肿，虚则寒栗不复。为此诸病，盛则泻之，虚则补之，热则疾之，寒则留之，陷下则灸之，不盛不虚，以经取之。盛者，人迎大三倍于寸口；虚者，人迎反小于寸口也。

手之三阳，自手走头。大肠手阳明之脉，起于大指次指之端（大指之次指），手阳明之商阳也。循指上廉，出合谷（穴名，在大指次指两歧，手阳明动脉），两骨之间（大指次指两歧骨间），上入两筋之中，循臂上廉（手三阳行于臂外，阳明在前），入肘外廉（髃骨，肩上巨骨），上出于柱骨之会上（柱骨，项后大柱骨，即督脉之大椎，六阳所会）。下入缺盆，络肺，阳明、太阴为表里也。下膈，属大肠。其支者：从缺盆上颈，贯颊，入下齿中，还出挟口，交人中，左之右，右之左（之，至也），上挟鼻孔，手阳明之迎香也，自迎香而交于足阳明经。热则疾之，疾出其针也。寒则留之，久留其针也。

胃足阳明之脉，起于鼻，交颏中，旁纳太阳之脉，下循鼻外，

---

① 髃骨：肩胛骨肩峰部。

② 柱骨：指颈椎。

③ 贯："循行于中间部位"曰"贯"。

④ 挟："并行于脏腑、组织、器官的两侧"曰"挟"。

⑤ 交人中：经脉在人中左右交叉。

⑥ 主津液所生病：大肠主津，故主津所生病。《类经·十二经病》云："大肠与肺为表里，肺主气而津液由于气化，故凡大肠之或泄或秘，皆津液所生之病，而主在大肠也。"

入上齿中，还出挟口环唇，下交承浆。却①循颐后下廉，出大迎，循颊车，上耳前，过客主人②，循发际，至额颅。其支者：从大迎前，下人迎，循喉咙，入缺盆，下膈，属胃，络脾。其直者：从缺盆，下乳内廉，下挟脐，入气街中。其支者：起于胃口，下循腹里，下至气街中而合。以下髀关，抵伏兔，下膝膑中，下循胫外廉，下足跗，入中指内间。其支者：下廉三寸而别，下入中指外间。其支者：别跗上，入大指间，出其端。

是动则病：洒洒振寒，善呻，数欠，颜黑，病至则恶人与火，闻木音则惕然而惊，心欲闭户塞牖而处，甚则欲上高而歌，弃衣而走，贲响腹胀，是谓骭厥③。

是主血所生病④者：狂疟，温淫，汗出，鼽衄，口喎，唇胗⑤，颈肿，喉痹，大腹水肿，膝膑肿痛，循膺、乳、气街、股、伏兔、骭外廉、足跗上皆痛，中指不用。气盛则身⑥以前皆热，其有余于胃则消谷善饥，尿色黄；气不足则身以前皆寒栗，胃中寒则胀满。为此诸病，盛则泻之，虚则补之，热则疾之，寒则留之，陷下则灸之，不盛不虚，以经取之。盛者，人迎大三倍于寸口；虚者，人迎反小于寸口也。

足之三阳，自头走足。胃足阳明之脉，起于鼻，交頞中（頞，鼻茎，即山根），旁纳太阳之脉（足太阳脉起目内眦，足阳明脉由此下行），下循鼻外。足阳明之承泣也（穴在目下），入上齿中，还出挟口环唇，下交承浆（任脉穴名）。却循颐后下廉，出大迎

---

① 却："进而又退"曰"却"。
② 客主人：上关穴，为胆经、三焦经和胃经的交会穴。
③ 骭厥：足胫部气血阻逆。
④ 主血所生病：胃为水谷之海，化生精微之气而为血，其经脉多气多血，故主血所生病。《类经·十二经病》云："中焦受谷，变化而赤为血，故阳明为多气多血之经，而主血所生病者。"
⑤ 唇胗："胗"与"疹"通，指口唇溃疡病。
⑥ 身：原无，据《灵枢·经脉》补。

（阳明穴名），循颊车（阳明穴名），上耳前，过客主人（足少阳穴名），循发际，至额颅。其支者：从大迎前，下人迎（阳明穴名，喉旁动脉），循喉咙，入缺盆（阳明穴名），下膈，属胃，络脾，阳明与太阴为表里也。其直者：从缺盆，下乳内廉，下挟脐，入气街中（阳明穴名，毛际两旁动脉）。其支者：起于胃口，下循腹里，下至气街中而合。以下髀关（穴名），抵伏兔（穴名），下膝膑中（膝盖曰膑，）下循胫外廉（骱骨曰胫。足三阳行于髋外，阳明在前），下足跗（足背），入中指内间（大指之次指），足阳明之厉兑也。其支者：下廉三寸而别，下入中指外间。其支者：别跗上，入大指间，出其端，而交于足太阴经。恶人与火，闻木音惕然而惊，独闭户塞牖而处，上高而歌，弃衣而走。义详《素问》脉解阳明脉解。骱，胫骨也，足阳明自膝膑而下胫外，故病骱厥。中指不用，即大指之次指也。

　　脾足太阴之脉，起于大指之端，循指内侧白肉际，过核骨[1]后，上内踝前廉，上腨[2]内，循胫骨后，交出厥阴之前，上膝股内前廉，入腹，属脾，络胃，上膈，挟咽[3]，连舌本[4]，散[5]舌下。其支者：复从胃别[6]，上膈，注[7]心中。

　　是动则病：舌本强，食则呕，胃脘痛，腹胀，善噫，得后与气[8]则快然如衰，身体皆重。

　　是主脾所生病者：舌本痛，体不能动摇，食不下，烦心，心

---

[1]　核骨：即指第一跖趾关节内侧的圆形突起。
[2]　腨：通"腨"，俗称小腿肚，即腓肠肌部。
[3]　咽：指食道。
[4]　舌本：指舌根部。
[5]　散："由某经脉向外辐射散络"曰"散"。
[6]　别："由某脏腑别出而行"曰"别"。
[7]　注："经脉循行入某脏腑"曰"注"。
[8]　后与气："后"，指大便；"气"，指矢气，俗称"放屁"。

下急痛，溏瘕泄①，水闭②，黄疸，不能卧，强立，股膝内肿厥，足大指不用。为此者病，盛则泻之，虚则补之，热则疾之，寒则留之，陷下则灸之，不盛不虚，以经取之。盛者，寸口大三倍于人迎；虚者，寸口反小于人迎也（瘕，音篆）。

足之三阴，自足走胸。脾足太阴之脉，起于大指之端，足太阴之隐白也。循指内侧白肉际，过核骨后（大指后圆骨），上内踝前廉（足三阴行于骹内，太阴在前），上踹内（骹肚），循胫骨后，交出厥阴之前（足太阴、厥阴同起大指，其于踹下，厥阴在太阴之前，厥阴自中都上行，方出太阴之后；太阴自漏谷上行，方出厥阴之前），上膝股内前廉，入腹，属脾，络胃，太阴与阳明为表里也。上膈，挟咽，连舌本，散舌下。其支者：复从胃别，上膈，注心中，而交于手少阴经。得后与气则快然如衰，义见《素问·脉解》。

心手少阴之脉，起于心中，出属心系③，下膈，络小肠。其支者：从心系，上挟咽，系目系④。其直者：复从心系，却上肺，下出腋下，下循臑内后廉，行太阴、心主之后，下肘内，循臂内后廉，抵掌后锐骨⑤之端，入掌内后廉，循小指之内，出其端。

是动则病：嗌⑥干，心痛，渴而欲饮，是为臂厥。

是主心所生病者：目黄⑦，胁痛，臑臂内后廉痛、厥，掌中热痛。为此诸病，盛则泻之，虚则补之，热则疾之，寒则留之，陷

① 溏瘕泄：溏，指大便溏薄；瘕，指腹部忽聚忽散的痞块；泄，指水泻。
② 水闭：癃闭。
③ 心系：是指心与各脏相连的组织。主要指与心连接的大血管及其功能性联系。
④ 目系：指眼后与脑相连的组织。
⑤ 掌后锐骨：指腕豆骨。
⑥ 嗌：音"益"，指咽峡部分，而咽则兼指食管。
⑦ 目黄：目睛黄染，或视物昏花。

下则灸之，不盛不虚，以经取之。盛者，寸口大再倍于人迎；虚者，寸口反小于人迎也。

心手少阴之脉，起于心中，出属心系，下膈，络小肠，少阴与太阳为表里也。其支者：从心系，上挟咽，系目系。其直者：复从心系，却上肺，下出腋下，手少阴之极泉也。下循臑内后廉（少阴在后），行太阴、心主二脉之后，下肘内，循臂内后廉，抵掌后锐骨之端（少阴神门，手外踝上动脉），入掌内后廉，循小指之内，出其端，手少阴之少冲也。

小肠手太阳之脉，起于小指之端，循手外侧，上腕，出踝①中，直上循臂骨下廉，出肘内侧两筋②之间，上循臑外后廉，出肩解③，绕肩胛④，交肩上，入缺盆，络心，循咽，下膈，抵胃，属小肠。其支者：从缺盆，循颈，上颊，至目锐眦，却入耳中。其支者：别颊，上𫓧，抵鼻，至目内眦，斜络于颧⑤。

是动则病：嗌痛，颔⑥肿，不可以顾，肩似拔，臑似折。

是主液所生病⑦者：耳聋，目黄，颊肿，颈、颔、肩、臑、肘、臂外后廉痛。为此诸病，盛则泻之，虚则补之，热则疾之，寒则留之，陷下则灸之，不盛不虚，以经取之。盛者，人迎大再倍于寸口；虚者，人迎反小于寸口也。

小肠手太阳之脉，起于小指之端，手太阳之少泽也。循手外侧，上腕，出踝中，直上循臂骨下廉（太阳在后），出肘内侧两筋之间，上循臑外后廉，出肩解（肩后骨缝），绕肩胛（肩膊），交

---

① 踝：尺骨小头隆起处。
② 两筋：指肘内侧两尖骨，即尺骨鹰嘴与肱骨内上髁。
③ 肩解：肩关节。
④ 肩胛：肩胛骨部。
⑤ 斜络于颧：《太素》无。
⑥ 颔：颔下结喉上两侧肉之软处。
⑦ 主液所生病：小肠主液，故主液所生病。《类经·十二经病》云："小肠主泌别清浊，病则水谷不分而流衍无制，是主液所生病也。"

肩上，会于督脉之大椎。入缺盆，络心，太阳与少阴为表里也。循咽，下膈，抵胃，属小肠。其支者：从缺盆，循颈，上颊，至目锐眦，却入耳中，手太阳之听宫也。其支者：别颊，上䪼，抵鼻，至目内眦，而交于足太阳经，斜络于颧。

　　膀胱足太阳之脉，起于目内眦，上额，交巅①。其支者：从巅至耳上角。其直者：从巅入络脑②，还出别下项，循肩膊内，挟脊，抵腰中，入循膂③，络肾，属膀胱。其支者：从腰中下挟脊，贯臀，入腘中。其支者：从膊内左右别，下贯胛，挟脊内，过髀枢④，循髀外，从后廉下合腘中。以下贯踹内，出外踝之后，循京骨⑤，至小指外侧。

　　是动则病：冲头痛，目似脱，项似拔，脊痛，腰似折，髀不可以曲，腘如结，踹如裂，是为踝厥。

　　是主筋所生病⑥者：痔，疟，狂，癫疾⑦，头囟、项痛，目黄，泪出，鼽衄，项、背、腰、尻⑧、腘、踹、脚皆痛，小指不用。为此诸病，盛则泻之，虚则补之，热则疾之，寒则留之，陷下则灸之，不盛不虚，以经取之。盛者，人迎大再倍于寸口；虚者，人迎反小于寸口也。（囟，音信）

　　膀胱足太阳之脉，起于目内眦，足太阳之睛明也。上额，交巅。其支者：从巅至耳上角。其直者：从巅入络脑，还出别下项，

---

① 巅：头顶最高处。
② 脑：颈之上为头部，头内为脑，颈后部称为项。
③ 膂：夹脊两旁的肌肉。
④ 髀枢：意指髋关节，当股骨大转子处。
⑤ 京骨：第五跖骨粗隆部，其下为京骨穴。
⑥ 主筋所生病：膀胱经行身之后，经筋即以足太阳之筋为首，所以腧穴可以治疗与筋相关的病证。《类经·十二经病》云："周身筋脉，惟足太阳为多为巨。其下者结于踵，结于腨，结于腘，结于臀；其上者，挟腰脊，络肩项，上头为目上网，下结于頄。故凡为挛为弛为反张戴眼之类，皆足太阳之水亏，而主筋所生病者。"
⑦ 癫疾：癫痫。
⑧ 尻：骶尾骨部。

循肩膊内，挟脊，抵腰中。入循膂（脊两旁肉），络肾，太阳与少阴为表里也，属膀胱。其支者：从腰中，下挟脊，贯臀（尻旁大肉），入腘中（膝后曲处）。其支者：从膊内左右别，下贯胛（此太阳经挟脊之外行），挟脊内，过髀枢（髀骨枢机），循髀外，从后廉下合腘中（太阳在后），以下贯踹内，出外踝之后，循京骨（穴名），至小指外侧，足太阳之至阴也。

肾足少阴之脉，起于小指之下，邪①走足心，出于然谷②之下，循内踝之后，别入跟中③。以上踹内，出腘内廉，上股内后廉，贯脊，属肾，络膀胱。其直者：从肾上贯肝④、膈，入肺中，循喉咙，挟舌本。其支者：从肺出，络心，注胸中。

是动则病：饥不欲食，面如漆柴⑤，咳唾则有血，喝喝⑥而喘，坐而欲起，目肮肮如无所见，心如悬若饥状，气不足则善恐，心惕惕如人将捕之，是为骨厥。

是主肾所生病者：口热，舌干，咽肿，上气，嗌干及痛，烦心，心痛，黄疸，肠澼⑦，脊股内后廉痛、痿、厥⑧，嗜卧，足下热而痛。为此诸病，盛则泻之，虚则补之，热则疾之，寒则留之，陷下则灸之，不盛不虚，以经取之。灸则强食生肉，缓带被发，大杖重履而步。盛者，寸口大再倍于人迎；虚者，寸口反小于人迎也。

肾足少阴之脉，起于小指之下，斜走足心，足少阴之涌泉也。出于然谷之下（穴名），循内踝之后（太溪，少阴动脉），别入跟

---

① 邪走：邪通"斜"，从小趾下斜行走向足心之涌泉。
② 然骨：指内踝前突起的舟骨粗隆。
③ 别入跟中：支脉进入脚跟中。
④ 肝：原作"胸"，据《灵枢·经脉》改。
⑤ 漆柴：形容病者面色发黑，无光泽，如漆如炭。
⑥ 喝喝：气喘声。
⑦ 肠澼：澼，肠间水也。肠澼指泄泻。
⑧ 痛、痿、厥：疼痛、软弱乏力、逆冷。

中（脚跟），以上踹内，出腘内廉，上股内后廉（少阴在后），贯脊，属肾，络膀胱，少阴与太阳为表里也。其直者：从肾上贯肝、膈，入肺中，循喉咙，挟舌本。其支者：从肺出络心，注胸中，足少阴之俞府也。陷下，肾气虚也，虚故灸之。灸则强食生肉，令其难消，缓带被发，大杖重履而步，令其用力，所以使脾土困乏，不至刑伤肾水也。

心主手厥阴心包络之脉，起于胸中，出属心包络，下膈，历[1]络三焦。其支者：循胸，出胁，下腋三寸，上抵腋下，循臑内，行太阴、少阴之间，入肘中，下臂，行两筋之间，入掌中，循中指，出其端。其支者：别掌中，循小指次指，出其端。

是动则病：手心热，臂肘挛急，腋肿，甚则胸胁支满，心中澹澹大动，面赤，目黄，喜笑不休。

是主脉所生病者：烦心，心痛，掌中热。为此诸病，盛则泻之，虚则补之，热则疾之，寒则留之，陷下则灸之，不盛不虚，以经取之。盛者寸口大一倍于人迎，虚者寸口反小于人迎也。

心主手厥阴心包络之脉，起于胸中，出属心包络，下膈，历络三焦（三焦有上、中、下三部，故曰历络），厥阴与少阳为表里也。其支者：循胸，出胁，下腋三寸，手厥阴之天池也。上抵腋下，循臑内，行太阴、少阴之间（厥阴在中），入肘中，下臂，行两筋之间，入掌中，循小指次指，出其端（小指之次指），而交于手少阳经。

三焦手少阳之脉，起于小指次指之端，上出两指之间，循手表腕[2]，出臂外两骨之间，上贯肘，循臑外，上肩，而交出足少阳

---

① 历："依次循行经过某些脏腑、组织、器官"曰"历"。
② 手表腕：指手背腕关节部。

卷 三 55

之后①，入缺盆，布膻中，散络心包，下膈，循属三焦。其支者：从膻中，上出缺盆，上项，系②耳后，直上出耳上角，以屈下颊，至䪼③。其支者：从耳后，入耳中，出走耳前，过客主人，前交颊，至目锐眦。

是动则病：耳聋，浑浑焞焞④，嗌肿，喉痹。

是主气所生病⑤者：汗出，目锐眦痛，颊痛，耳后、肩、臑、肘、臂外皆痛，小指次指不用。为此诸病，盛则泻之，虚则补之，热则疾之，寒则留之，陷下则灸之，不盛不虚，以经取之。盛者，人迎大一倍于寸口；虚者，人迎反小于寸口也。

三焦手少阳之脉，起于小指次指之端（小指之次指），手少阳之关冲也。上出两指之间（小指次指之间），循手表腕，出臂外两骨之间，上贯肘（少阳在中），循臑外，上肩，而交出足少阳之后（自天髎出足少阳后），入缺盆，布膻中（膻中者，心主之宫城也），散络心包，少阳与厥阴为表里也。下膈，循属三焦（三焦部大，循其部而属之）。其支者：从膻中，上出缺盆，上项，系耳后，直上出耳上角，以屈下颊，至䪼（目下）。其支者：从耳后入耳中，出走耳前，过客主人（足少阳穴），前交颊，至目锐眦，而交于足少阳经。

胆足少阳之脉，起于目锐眦，上抵头角⑥，下耳后，循颈，行手少阳之前，至肩上，却交出手少阳之后，入缺盆。其支者：从耳后，入耳中，出走耳前，至目锐眦后。其支者：别锐眦，下大

---

① 交出足少阳之后：指本经天髎穴在足少阳肩井穴之后。

② 系：用作动词，联系、连接。

③ 䪼：目下颧部。

④ 浑浑焞焞：听觉模糊不清，耳内出现轰轰的响声。

⑤ 主气所生病：《难经·三十八难》云："所以腑有六者，谓三焦也，有原气之别焉，主持诸气，有名而无形"，《难经·六十六难》云："三焦者，原气之别使也，主通行三气，经历于五脏六腑"，即三焦为原气之别使，主持诸气，故主气所生病。

⑥ 头角：额结节部，一般称额角。

迎，合于手少阳，抵于頔，下加颊车，下颈，合缺盆。以下胸中，贯膈，络肝，属胆。循胁里，出气街，绕毛际，横入髀厌中。其直者：从缺盆，下腋，循胸，过季胁①，下合髀厌中。以下循髀阳，出膝外廉，下外辅骨②之前，直下抵绝骨③之端，下出外踝之前，循足跗上，入小指次指之间。其支者：别跗上，入大指之间，循大指歧骨内，出其端，还贯爪甲，出三毛④。

是动则病：口苦，善太息，心胁痛，不能转侧，甚则面微有尘，体无膏泽，足外反热，是为阳厥。

是主骨所生病⑤者：头痛，颔痛，目锐眦痛，缺盆中肿痛，腋下肿⑥，马刀挟瘿，汗出振寒，疟，胸、胁肋、髀、膝外至胫、绝骨、外踝前及诸节皆痛，小指次指不用。为此诸病，盛则泻之，虚则补之，热则疾之，寒则留之，陷下则灸之，不盛不虚，以经取之。盛者，人迎大一倍于寸口；虚者，人迎反小于寸口也。

胆足少阳之脉，起于目锐眦，足少阳之瞳子髎也。上抵头角，下耳后，循颈，行手少阳之前，至肩上，却交出手少阳之后，入缺盆。其支者：从耳后，入耳中，出走耳前，至目锐眦后。其支者：别锐眦，下大迎（足阳明穴），合于手少阳，抵于頔，下加颊车（足阳明穴），下颈，合缺盆。以下胸中，贯膈，络肝，少阳与厥阴为表里也，属胆。循胁里（足三阳自头走足，阳明行身之前，太阳行身之后，少阳行身之侧），出气街（足阳明穴），绕毛际，

---

① 季胁：指第11、12肋，第11肋位置最低，偏后则为第12肋。此处有章门（前）、京门（后）。

② 外辅骨：指腓骨。腓骨在胫骨之外，故称外辅骨。

③ 绝骨：腓骨下端部分的骨骼，其上端稍前为阳辅。绝骨，也为穴名，又称悬钟。

④ 三毛：指大趾爪甲后方有汗毛处。

⑤ 主骨所生病：足少阳行于身之侧，因多骨节，故主骨所生病。《类经·十二经病》云："胆味苦，苦走骨，故胆主骨所生病。又骨为干，其质刚，胆为中正之官，其气亦刚，胆病则失其刚，故病及于骨。凡惊伤胆者骨必软，即其明证。"

⑥ 肿：原为"痛"，据《灵枢·经脉》改。

横入髀厌中（即髀枢）。其直者：从缺盆，下腋，循胸，过季胁，下合髀厌中。以下循髀阳，出膝外廉，下外辅骨之前（少阳在中。外辅骨，膝外高骨），直下抵绝骨之端（外踝上骨际），下出外踝之前，循足跗上，入小指次指之间，足少阳之窍阴也。其支者：别跗上，入大指之间，循大指歧骨内，出其端，还贯爪甲，出三毛，而交于足厥阴经。马刀挟瘿，瘰疬肿硬，如瘿瘤疬络累生，旁挟胸胁，弯如马刀，少阳上逆之病也。经气壅塞，故生此证。

肝足厥阴之脉，起于大指丛毛之际，上循足跗上廉，去内踝一寸，上踝八寸，交出太阴之后，上腘内廉，循股阴，入毛中，环①阴器，抵小腹，挟胃，属肝，络胆。上贯膈，布胁肋，循喉咙之后，上入颃颡②，连目系，上出额，与督脉会于颠。其支者：从目系，下颊里，环唇内。其支者：复从肝别，贯膈，上注肺。

是动则病：腰痛不可以俯仰，丈夫㿉疝③，妇人少腹肿，甚则嗌干，面尘脱色④。

是主肝所生病者：胸满，呕逆，飧泄，狐疝，遗尿，闭癃。为此诸病，盛则泻之，虚则补之，热则疾之，寒则留之，陷下则灸之，不盛不虚，以经取之。盛者，寸口大一倍于人迎；虚者，寸口反小于人迎也。

肝足厥阴之脉，起于大指丛毛之际（丛毛即三毛），足厥阴之大敦也。上循足跗上廉，去内踝一寸，上踝八寸（中都之上），交出太阴之后（厥阴在中），上腘内廉，循股阴，入毛中，过阴器，抵少腹，挟胃，属肝，络胆，厥阴与少阳为表里也。上贯膈，布胁肋（足三阴自足走胸，太阴行身之前，少阴行身之后，厥阴行

---

① 环：原为"过"，据《太素》《针灸甲乙经》改。
② 颃颡：指鼻咽部，喉头以上至鼻后窍之间，又作"吭嗓"。
③ 㿉疝：疝气的一种，多发为腹股沟斜疝。
④ 面尘脱色：面垢如尘，神色晦暗。

身之侧），循喉咙之后，上入颃颡，连目系，上出额，与督脉会于颠。其支者：从目系，下颊里，环唇内。其支者：复从肝别，贯膈，上注肺，而交于手太阴经。此十二经之一周也，是即营气所行之次。十二经孔穴，详见《素问》气穴论、气府论①诸篇。

经脉十二者，伏行分肉之间，深不可见。其可见者，手太阴过于外踝之上，无所隐故也。诸脉之浮而常见者，皆络脉也。经脉为里，支而横者为络，络之别者为孙。盛而血者疾诛之，盛者泻之，虚者饮药以补之。

手太阴过于外踝之上，即寸口也（经脉为里至末，旧误在《脉度》）。

雷公曰：何以知经脉之与络脉异也？黄帝曰：经脉者，常不可见也，其虚实也，以气口知之。脉之见者，皆络脉也。诸络脉皆不能经大节之间，必行绝道而出入，复合于皮中，其会皆见于外。

雷公曰：细子无以明其然也。黄帝曰：六经络，手阳明少阳之大络，起于五指间，上合肘中。饮酒者，卫气先行皮肤，先充络脉，络脉先盛，故卫气已平，营气乃满，而经脉大盛。脉之卒然动者，皆邪气居之，留于本末，不动则热，不坚则陷且空，不与众同，是以知其何脉之动也。故诸刺络脉者，必刺其结上甚血者。虽无结，急取之，以泻其邪而出其血。留之，发为痹也。

大节，大关节也。经脉必由大节而行，络脉不能经大节之间，必行经脉之绝道而出入（绝道，经脉不行之处），周络一身，复合于皮肤之中，其所会合，皆见于外也。六经络脉，手阳明少阳之大络，起于五指间，上合于肘中（手阳明之络，名偏历，分络于大指、食指，出合谷之次，别走太阴。手少阳之络，名外关，散

---

① 气穴论、气府论：原无"论"，据《素问》篇名加。

络于中指、名指、小指，出阳池之次，别走厥阴，是起于五指间也，即手背之青筋外露也。二脉上行，总于肘中，厥阴经曲泽之次相合）。饮酒者，酒气慓悍，直走卫气，卫气先行皮肤，先充络脉，络脉先盛。故卫气已平（盛极而平），然后内灌于经，营气乃满，而经脉大盛。凡脉之卒然动者，皆邪气居之，留于经络之本末，不动则热，不坚则陷且空，不与众同，是以知其何脉之动也。故诸刺络脉者，必刺其结上盛血者。虽无结，亦急取之，以泻其邪而出其血。留之，则发为痹病也。

凡诊络脉，脉色青则寒且痛，赤则有热。胃中寒，手鱼之络多青矣；胃中有热，鱼际络赤。其暴黑者，留久痹也。其有赤、有黑、有青者，寒热气也。其青短者，少气也。凡刺寒热者，皆多血络，必间日而一取之，血尽而止[1]，乃调其虚实。其小而短者，少气，甚者泻之则闷，闷甚则仆，不得言，闷则急坐之也。

皆多血络，皆多蓄血之络也。

雷公曰：愿卒闻经脉之始生。黄帝曰：人始生，先成精，精成而脑髓生，骨为干，脉为营[2]，筋为刚，肉为墙，皮肤坚而毛发长。谷入于胃，脉道乃通，血气乃行。

人之初生，爰有祖气，祖气一分，精神皆化，而形质初兆，则先成其精。精者，官骸之始基也。肾藏精而主骨，脑髓者，肾精所结，故精成而脑髓生。脑髓生则骨立，骨为之干，脉为之营，筋为之刚，肉为之墙，皮肤以生而毛发续长，形完胎落。谷入于胃，脉道乃通，血气乃行，此经脉所由生也。

---

① 血尽而止：出血度的衡量标准，即血自然流尽为止。

② 营：原为"荣"，据《灵枢·经脉》改。

经别二十一

黄帝问于岐伯曰：余闻人之合于天道也，内有五脏，以应五音、五色、五味、五时、五位也；外有六腑，以应六律。六律建阴阳诸经，而合之十二月、十二辰、十二节、十二时、十二经水、十二经脉者，此五脏六腑之所以应天道。夫十二经脉者，人之所以生，病之所以成，人之所以治，病之所以起，学之所始，工之所止也，粗之所易，上之所难也。请问其离、合、出、入[1]奈何？岐伯稽首再拜曰：明乎哉问也！此粗之所过，上之所息也，请卒言之。

六律建阴阳诸经，以六律建立阴阳十二经也。上，上工。过，忽而过之。息，谓止而究之也。

足太阳之正，别入于腘中，其一道下尻五寸，别入于肛，属于膀胱，散之肾，循膂，当心入散。直者，从膂上出于项，复属于太阳。此为一经也。

此足太阳之经别入者。

足少阴之正，至腘中，别走太阳而合，上至肾，当十四椎，出属带脉。直者，系舌本，复出于项，合于太阳。此为一合，成以诸阴之别，皆为正也。

足少阴与足太阳为表里，足少阴之正，至腘中而合太阳，此为一合也。诸阳经之正，成以诸阴之别道相合，皆为正脉，非支络也。

足少阳之正，绕髀，入毛际，合于厥阴。别者，入季胁之间，

---

[1] 离、合、出、入：经别从十二经脉分出称"离"，进入脏腑称"入"，在头颈部而出称"出"，出头颈部后，阳经经别合于本经经脉，阴经经别合于相表里的阳经经脉，称"合"。手足三阴三阳经别，按表里关系合成六对，称为"六合"。

循胸里，属胆，散之上肝，贯心。以上挟咽，出颐颔中，散于面，系目系，合少阳于外眦也。

此足少阳之经别入者。

足厥阴之正，别跗上，上至毛际，合于少阳，与别俱行。此为二合也。

足厥阴与足少阳为表里，足厥阴之正，至毛际而合少阳，此为二合也。

足阳明之正，上至髀，入于腹里。属胃，散之脾，上通于心，上循咽，出于口，上頞頔，还系目系，合于阳明也。

此足阳明之经别入者。

足太阴之正，上至髀，合于阳明，与别俱行，上结于咽，贯舌中。此为三合也。

足太阴与足阳明为表里，至髀上而合阳明，此为三合也。

手太阳之正，指地，别于肩解，入腋，走心，系小肠也。

此手太阳之经别入者。指地者，在外而内行也。

手少阴之正，别入于渊腋两筋之间，属于心，上走喉咙，出于面，合目内眦。此为四合也。

手少阴与手太阳为表里，至内眦而合太阳，此为四合也。渊腋，穴名。

手少阳之正，指天，别于颠，入缺盆，下走三焦，散于胸中也。

此手少阳之经别入者。指天，在内而外行也。

手心主之正，别下渊腋三寸，入胸中，别属三焦，出循喉咙，出耳后，合少阳完骨之下。此为五合也。

手心主与手少阳为表里，至完骨而合少阳，此为五合也。完骨，耳后骨。

手阳明之正，从手循膺乳，别于肩髃，入柱骨，下走大肠，属于肺，上循喉咙，出缺盆，合于阳明也。

此手阳明之经别入者。

手太阴之正，别入渊腋少阴之前，入走肺，散之大肠，上出缺盆，循喉咙，复合于阳明。此为六合也。

手太阴与手阳明为表里，至喉咙而合阳明，此为六合也。渊腋，足少阳穴。少阴，手少阴经。

手太阴之别，名曰列缺。起于腕上分间，并太阴之经，直入掌中，散入于鱼际。其病：实则手锐掌热，虚则欠㰦，小便遗数。取之去腕半寸①，别走阳明也。

列缺，穴名，在经渠后，手太阴自此别走于阳明。并太阴之经，太阴之正经也。手阳明起于手指，故实则手锐掌热（锐掌，掌之尽处）。欠㰦，伸腰开口，以舒郁闷也。取之去腕半寸，别走阳明之穴，即列缺也。

手少阴之别，名曰通里。去腕一寸半，别而上行，循经入于心中，系舌本，属目系。其实则支膈，虚则不能言。取之掌后一寸，别走太阳也。

通里，穴名，在阴郄后，手少阴自此别走手太阳。支膈，膈上偏支作满，金被火刑，肺气不降也。不能言，心主言也（《难经·四十九难》：肺主声，入心为言）。掌后一寸，别走太阳，即通里也。

手心主之别，名曰内关。去腕二寸，出于两筋②之间，循经以上，系于心，包络心系。实则心痛，虚则为头强。取之两筋间也。

内关，穴名，手心主自此别走手少阳。取之两筋间，即内关也。

手阳明之别，名曰偏历。去腕三寸，别入太阴。其别者，上

---

① 去腕半寸：现将列缺定为去腕一寸半。

② 两筋：掌长肌腱与桡侧腕屈肌腱。

循臂，乘肩髃，上曲颊，偏齿。其别者，入耳，合于宗脉。实则龋、聋，虚则齿寒、痹隔。取之所别也。

偏历，穴名。手阳明自此别走手太阴。偏齿，半边之齿也。合于宗脉，耳者，宗脉之所聚也。龋，齿病也。痹隔，经络痹塞不通也。取之所别，即偏历也。后仿此。

手太阳之别，名曰支正。上腕五寸，内注少阴。其别者，上走肘，络肩髃。实则节弛肘废，虚则生疣，小者如指痂疥。取之所别也。（疣，音尤）

支正，穴名，手太阳自此别走手少阴。疣，赘瘤也。小者如指痂疥，如指上所生之疥粒也。

手少阳之别，名曰外关。去腕二寸，外绕臂，注胸中，合心主。病：实则肘挛，虚则不收。取之所别也。

外关，穴名，手少阳自此别走手心主。

足阳明之别，名曰丰隆。去踝八寸，别走太阴。其别者，循胫骨外廉，上络头项，合诸经之气，下络喉嗌。其病：气逆则喉痹、瘁喑，实则狂癫，虚则足不收、胫枯。取之所别也。

丰隆，穴名，足阳明自此别走足太阴。瘁，憔瘁也。

足太阳之别，名曰飞阳，去踝七寸，别走少阴。实则鼽窒、头背痛，虚则鼽衄。取之所别也。

飞阳，穴名，足太阳自此别走足少阴。

足少阳之别，名曰光明。去踝五寸，别走厥阴，下络足跗。实则厥，虚则痿躄、坐不能起。取之所别也。

光明，穴名，足少阳自此别走足厥阴。

足太阴之别，名曰公孙。去本节之后一寸，别走阳明，其别者，入络肠胃。厥气上逆则霍乱，实则肠中切痛，虚则鼓胀。取之所别也。

公孙，穴名，足太阴自此别走足阳明。

足少阴之别，名曰大钟。当踝后，绕跟，别走太阳。其别者，并经上走于心包下，外贯腰脊。其病：气逆则烦闷，实则闭癃，虚则腰痛。取之所别也。

大钟，穴名，足少阴自此别走足太阳。

足厥阴之别，名曰蠡沟，去内踝五寸，别走少阳，其别者，循胫上睾，结于茎。其病：气逆则睾肿、卒疝，实则挺长，虚则暴痒。取之所别也（睾，音高）。

蠡沟，穴名，足厥阴自此别走足少阳。睾，丸、阴囊也。

任脉之别，名曰尾翳。下鸠尾，散于腹。实则腹皮痛，虚则痒搔。取之所别也。

尾翳，穴名，任脉自此别走冲、督。鸠尾，蔽心骨，穴名。详尾翳，当是中庭别名，中庭在鸠尾之上，故曰下鸠尾，散于腹。旧注谓为会阴，非。

督脉之别，名曰长强，挟膂，上项，散头上，下当肩胛左右，别走太阳，入贯膂。实则脊强，虚则头重，高摇之，挟脊之有过者。取之所别也。

长强，穴名，督脉自此别走任、冲。下当肩胛左右，又别走太阳。高摇之，头之高也。

脾之大络，名曰大包。出渊腋下三寸，布胸胁。实则身尽痛，虚则百节尽皆纵。此脉若罗络之血者，皆取之脾之大络脉也。

大包，穴名，脾为五脏之长，故另有大络罗列也。此脉所部，若有络血罗列可见者，皆取之大包。《素问·玉机真脏论》：胃之大络，名曰虚里，脾胃皆有大络也。

凡此十五络者，实则必见，虚则必下。视之不见，求之上下，人经不同，络脉异所别也（自手太阴之别以下十六段，旧误在《经脉》）。

诸经之别，皆络脏也，共十五络。实则必见于外，虚则必下，不可见也。视之而不见，当求之上下之间，盖以人经虚实不同，络脉异于其所别走之处故也。

经筋二十二

足少阳之筋，起于小指次指，上结外踝，上循胫外廉，结于膝外廉。其支者：别走外辅骨，上走髀，前者结于伏兔之上，后者结于尻。其直者：上乘䏚、季胁，上走腋前廉，系于膺乳，结于缺盆。直者，上出腋，贯缺盆，出太阳之前，循耳后，上额角，交颠上，下走颔，上结于頄。支者：结于目眦，为外维①。其病：小指次指支转筋，引膝外转筋，不可屈伸，腘筋急，前引髀，后引尻，即上乘䏚、季胁痛，上引缺盆、膺、乳、颈，维筋急。从左之右，右目不开，上过右角，并跷脉而行，左络于右，故伤左角，右足不用，命曰维筋②相交。治在燔针劫刺，以知为数，以痛为腧。名曰孟春痹也。

伏兔，膝上六寸股外高肉。尻，尾，尾骶骨。䏚肋，季胁尽处软肋骨。頄，颧颊间骨。维筋，维络头项胸膺之筋。少阳甲木从左右行，故右目不开，右足不用，以其维筋自左而右交也，故命曰维筋相交。以知为数，知，觉也。以痛为腧，痛者，是其腧穴也。孟春痹者，足少阳应正月之气也。义见手足阴阳，系日月中。

足太阳之筋，起于足小指，上结于踝，斜上结于膝，其下循足外踝，结于踵，上循跟，结于腘。其别者：结于腨外，上腘中内廉，与腘中并，上结于臀，上挟脊，上项。其支者：别入，结于舌本。其直者：结于枕骨，上头，下颜，结于鼻。其支者：为目上网，下结于頄。其支者：从腋后外廉，结于肩髃。其支者：

---

① 外维：指维系目外眦之筋，收缩即可左右视。

② 筋：原为"经"，据《灵枢·经筋》改。

入腋下，上出缺盆，上结于完骨。其支者：出缺盆，斜上出于頄。其病：小指支跟肿痛，腘挛，脊反折①，项筋急，肩不举，腋支缺盆中纽痛，不可左右摇。治在燔针劫刺，以知为数，以痛为腧。名曰仲春痹也。

　　颜，额上也。完骨，耳后骨。小指支跟肿痛，痛连脚跟也。腋支缺盆中纽痛，纽折作痛，如物支拄也。仲春痹，足太阳应二月之气也。

　　足阳明之筋，起于中三指，结于跗上，斜外上加于辅骨，上结于膝外廉，直上结于髀枢，上循胁，属脊。其直者：上循骭，结于膝。其支者：结于外辅骨，合少阳。其直者：上循伏兔，上结于髀，聚于阴器，上腹而布，至缺盆而结，上颈，上挟口，合于頄，下结于鼻，上合于太阳，太阳为目上网，阳明为目下网。其支者：从颊结于耳前。其病：足中指支胫转筋，脚跳坚，伏兔转筋，髀前肿，㿉疝，腹筋急，引缺盆及颊，卒口僻，急者目不合，热则筋纵，目不开。颊筋有寒则急，引颊移口；有热则筋弛纵，缓不胜收，故僻。治之以马膏，膏其急者，以白酒和桂，以涂其缓者，以桑钩钩之。即以生桑灰置之坎中，高下以坐等，以膏熨急颊，且饮美酒，啖美炙肉，不饮酒者，自强也，为之三拊而已。治在燔针劫刺，以知为数，以痛为腧。名曰季春痹也。

　　骭，胫骨也。伏兔，股外丰肉，足阳明经脉所行，故穴名伏兔。聚于阴器，阴阳总宗筋之会，会于气街，而阳明为之长也（《素问·痿论》语）。脚跳坚，脚筋跳动而坚硬也。桑钩钩之，使口正而不僻也。高下以坐等，令坎中高下与人坐相等也。三拊而已，熨后拊摩病上，三次而愈也。季春痹，足阳明应三月之气也。

---

① 脊反折：脊柱强直、角弓反张。

手阳明之筋，起于大指次指之端，结于腕，上循臂，上结于肘外，上臑，结于髃。其支者：绕肩胛，挟脊。直者，从肩髃，上颈。其支者：上颊，结于頄。直者，上出手太阳之前，上左角，络头，下右颔。其病：当所过者支痛及转筋，肩不举，颈不可左右视。治在燔针劫刺，以知为数，以痛为腧。名曰孟夏痹也。

上左角，络头，下右颔，左手之筋也。右手之筋，上右角，络头，下左颔。阳明之脉，左之右，右之左，筋亦如是。孟夏痹，手阳明应四月之气也。

手太阳之筋，起于小指之上，结于腕，上循臂内廉，结于肘内锐骨①之后，弹之应小指之上，入结于腋下。其支者：后走腋后廉，上绕肩胛，循颈，出走太阳之前，结于耳后完骨。其支者：入耳中。直者：出耳上，下结于颔，上属目外眦。其病：小指支肘内锐骨后廉痛，循臂阴，入腋下，腋下痛，腋后廉痛，绕肩胛，引颈而痛，应耳中鸣痛，引颔，目瞑，良久乃得视，颈筋急，则为筋瘘颈肿，寒热在颈。其为肿者，复而锐之。本支者，上曲牙，循耳前，属目外眦，上颔，结于角。其痛：当所过者支转筋。治在燔针劫刺，以知为数，以痛为腧。名曰仲夏痹也。

弹之应小指之上，弹之酸麻，应于小指之上也。颈筋急，则为筋瘘颈肿，瘰疬病也。复而锐之，复刺而用锐针，即小针也。仲夏痹，手太阳应五月之气也。

手少阳之筋，起于小指次指之端，结于腕，上循臂，结于肘，上绕臑外廉，上肩，走颈，合手太阳。其支者：当曲颊，入系舌本。其支者：上曲牙，循耳前，属目外眦，上乘颔，结于角。其病：当所过者即支转筋，舌卷。治在燔针劫刺，以知为数，以痛为腧。名曰季夏痹也。

---

① 锐骨：肱骨内上髁。

季夏痹，手少阳应六月之气也。

足太阴之筋，起于大指之端内侧，上结于内踝。其直者：络于膝内辅骨，上循阴股，结于髀，聚于阴器，上腹，结于脐，循腹里，结于肋，散于胸中。其内者，着于脊。其病：足大指支内踝痛，转筋痛，膝内辅骨痛，阴股引髀而痛，阴器纽痛，上①引脐，两胁痛，引膺中，脊内痛。治在燔针劫刺，以知为数，以痛为腧。名曰孟秋痹也。

孟秋痹，足太阴应七月之气也。

足少阴之筋，起于小指之下，并足太阴之筋，斜走内踝之下，结于踵，与太阳之筋合而上结于内辅之下，并太阴之筋而上循阴股，结于阴器，循脊内，挟膂，上至项，结于枕骨，与足太阳之筋合。其病：足下转筋，及所过而结者皆痛及转筋。病在此者，主痫瘛及痉，在外者不能俯，在内者不能仰。故阳病者，腰反折，不能俯；阴病者，不能仰。治在燔针劫刺，以知为数，以痛为腧。在内者，熨、引、饮药。此筋折纽，纽发数甚者，死不治。名曰仲秋痹也。

痫，惊也。瘛，筋急而抽引也。痉，筋短而身劲也。筋脉短急，其在外者，即不能俯（外，身后也）。其在内者，即不能仰。故太阳病者，腰反折，不能俯，其经行身之后也；少阴病者，身伛偻，不能仰，其经行身之前也（少阴自前而行于后）。此筋折纽，折其枢纽也。纽发数甚，折纽数发而数甚也。仲秋痹，足少阴应八月之气也。

足厥阴之筋，起于大指之上，上结于内踝之前，上循胫，上结内辅之下，上循阴股，结于阴器，络诸筋②。其病：足大指支

---

① 上：原为"下"，《灵枢·经筋》亦为"下"，依据《黄帝内经太素校注》以及"阴器纽痛向上牵引至脐部疼痛"的症状改。

② 络诸筋：足三阴和足阳明之筋皆结聚于阴器（前阴）。

内踝之前痛，内辅痛，阴股痛，转筋，阴器①不用。伤于内则不起，伤于寒则阴缩入，伤于热则纵挺不收，治在行水清阴气。其病：转筋者，治在燔针劫刺，以知为数，以痛为腧。名曰季秋痹也。

结于阴器，肝主筋，前阴者，宗筋之所聚也。络诸筋，前阴皆联络于诸筋也。伤于内则不起，纵欲伤精，则阴痿也。伤于寒则阴缩入，寒则筋急也。伤于热则纵挺不收，热则筋松也。治在行水清阴气，热则补肾水，以清阴分之热也。季秋痹，足厥阴应九月之气也。

手厥阴②之筋，起于中指，与太阴之筋并行，结于肘内廉，上臂阴，结腋下，下散前后，挟胁。其支者：入腋，散胸中，结于胁。其病：当所过者支转筋，前及胸痛，息贲③。治在燔针劫刺，以知为数，以痛为腧。名曰孟冬痹也。

息贲，喘息贲逆。孟冬痹，手厥阴应十月之气也。

手少阴之筋，起于小指之内侧，结于锐骨，上结肘内廉，上入腋，交太阴，挟乳里，结于胸中，循胸，下系于脐。其病：内急，心承伏梁，下为肘网，当所过者支转筋，筋痛。治在燔针劫刺，以知为数，以痛为腧。其成伏梁、唾脓血者，死不治。名曰仲冬痹也。

锐骨，掌后锐骨。肘网，肘如网罗牵引。仲冬痹，手少阴应十一月之气也。

手太阴之筋，起于大指之上，循指上行，结于鱼后，行寸口外侧，上循臂，结肘中，上臑内廉，入腋下，出缺盆，结肩前髃，

---

① 器：原为"气"，据《灵枢·经筋》改。
② 手厥阴：《灵枢·经筋》为"手心主"。
③ 息贲：气息急迫之症。《难经》有五脏之积的病证名称，肝之积曰肥气，心之积曰伏梁，脾之积曰痞气，肺之积曰息贲，肾之积曰贲豚。

上结缺盆，下结胸里，散贯贲，合贲下，抵季胁。其病：当所过者支转筋，痛甚成息贲，胁急，吐血。治在燔针劫刺，以知为数，以痛为腧。名曰季冬痹也。

贲，贲门，《难经·四十四难》：胃为贲门（胃之上口）。季冬痹，手太阴应十二月之气也。

经筋之病，寒则反折筋急，热则筋弛纵不收，阴痿不用。阳急则反折，阴急则俯不伸。焠刺者，刺寒急也，热则筋弛不收，无用燔针。足之阳明，手之太阳，筋急则口目为僻，眦急不能卒视，治皆如上方①也。

焠针，即燔针，以火烧其针也。燔针治寒而筋急者，热而筋纵者，不可用也。

经水二十三

黄帝问于岐伯曰：经脉十二者，外合于十二经水，而内属于五脏六腑。夫十二经水者，其有大小、深浅、广狭、远近各不同，五脏六腑之高下、大小，受谷之多少亦不等，相应奈何？夫经水者，受水而行之；五脏者，合神气魂魄而藏之；六腑者，受谷而行之，受气而扬之；经脉者，受血而营之。合而以治，奈何？刺之深浅，灸之壮数，可得闻乎？

义详下文。

岐伯答曰：善哉问也！天至高，不可度；地至广，不可量，此之谓也。且夫人生于天地之间，六合之内，此天之高，地之广也，非人力之所度量而至也。若夫八尺之士，皮肉在此，外可度量切循而得之，其死可解剖而视之，其脏之坚脆，腑之大小，谷

---

① 上方：即足阳明经筋痹的僻病治疗方法。

之多少，脉之长短，血之清浊，气之多少，十二经之多血少气，与其少血多气，与其皆多血气，与其皆少血气，皆有大数。其治以针艾，各调其经气，固其常有合乎。

黄帝曰：余闻之，快于耳，不解于心，愿卒闻之。岐伯答曰：此人之所以参天地而应阴阳也，不可不察。

人之十二经脉，合于十二经水，其理玄远。天之至高不可度，地之至广不可量，何由而知天地与人相合也？且夫人生于天地之间，六合之内，渺焉中处，而天地之高广，亦非人力之所度量而至也。若夫人，则无不可度量而知，外可切循，内可解剖其脏腑之形象，气血之多少，皆有大数。即其小者，以测大者，则经脉之与经水，固其常有合也。

足太阳外合于清水，内属于膀胱，而通水道焉。足少阳外合于渭水，内属于胆。足阳明外合于海水，内属于胃。足太阴外合于湖水，内属于脾。足少阴外合于汝水，内属于肾。足厥阴外合于渑水，内属于肝。手太阳外合于淮水，内属于小肠，而水道出焉。手少阳外合于漯水，内属于三焦。手阳明外合于江水，内属于大肠。手太阴外合于河水，内属于肺。手少阴外合于济水，内属于心。手心主外合于漳水，内属于心包。

手足太阳皆主水道，足太阳以寒水主令，手太阳以丙火而化寒水也。

凡此五脏六腑十二水者，外有源泉，而内有所禀，此皆内外相贯、如环无端，人经亦然。故天为阳，地为阴，腰以上为天，腰以下为地。故海以北者为阴，湖以北者为阴中之阴，漳以南者为阳，河以北至漳者为阳中之阴，漯以南至江者为阳中之太阳。此一隅之阴阳也，所以人与天地相参也。

经脉之阴阳配于经水之阴阳，故人与天地相参。

黄帝曰：夫经水之应经脉也，其远近浅深、水血之多少各不同，合而以刺之，奈何？岐伯答曰：足阳明，五脏六腑之海也，其脉大血多，气盛热壮。刺此者不深弗散，不留不泻也。足阳明刺深六分，留十呼；足太阳深五分，留七呼；足少阳深四分，留五呼；足太阴深三分，留四呼；足少阴深二分，留三呼；足厥阴深一分，留二呼。手之阴阳，其受气之道近，其气之来疾，其刺深者皆无过二分，其留皆无过一呼。其少长、大小、肥瘦，以意料之，命曰法天之常，灸之亦然。灸而过此者，得恶火，则骨枯、脉涩；刺而过此①者，则脱气。

此言刺法深浅之度，留针迟速之候。

黄帝曰：夫经脉之小大，血之多少，肤之薄厚，肉之坚脆，及腘之小大，可为量度乎？岐伯答曰：其可为度量者，取其中度也，不甚脱肉，而血气不衰也。若夫度之人，痟瘦而形肉脱者，恶可以度量刺乎，审切循扪按，视其寒温盛衰而调之。是谓因适而为之真也。（痟，与消同）

可为度量者，取其人之中度也，此不甚脱肉，而血气不衰者也。若夫所度之人，痟凄而形肉脱者，则不可以度量刺，宜审切循扪按，视其寒温盛衰而调之。是谓因其所适而为之真也（真，切当也）。

阴阳清浊二十四

黄帝曰：余闻十二经脉以应十二经水者，其五色各异，清浊不同，人之血气若一，应之奈何？岐伯曰：人之血气，苟能若一，则天下为一矣，恶有乱者乎？

黄帝曰：余问一人，非问天下之众。岐伯曰：夫一人者，亦

---

① 此：原无，据《灵枢·经本》补。

有乱气，天下之众，亦有乱人，其合为一耳。

黄帝曰：愿闻人气之清浊。岐伯曰：受谷者浊，受气者清，清者注阴，浊者注阳。浊而清者，上出于咽；清而浊者，则下行。清浊相干，命曰乱气。

干，犯也。

黄帝曰：夫阴清而阳浊，浊者有清，清者有浊，清浊别之奈何？岐伯曰：气之大别，清者上注于肺，浊者下走于胃。胃之清气，上出于口；肺之浊气，下注于经，内积于海。

胃之清气，上出于口，所谓浊而清者，上出于咽也。肺之浊气，下注于经，内积于海，所谓清而浊者，则下行也。海，胃也。

黄帝曰：诸阳皆浊，何阳独甚乎？岐伯曰：手太阳独受阳之浊，手太阴独受阴之清。其清者上走空窍，其浊者下行诸经。诸阴皆清，足太阴独受其浊。

空窍，上焦诸官窍也。

黄帝曰：治之奈何？岐伯曰：清者其气滑，浊者其气涩，此气之常也。故刺阴者，深而留之；刺阳者，浅而疾之；清浊相干者，以数调之也。

数，法也。

卷　四

经络①

根结二十五

　　岐伯曰：天地相感，寒暑相移，阴阳之道，孰少孰多？阴道偶，阳道奇，发于春夏，阴气少，阳气多，阴阳不调，何补何泻？发于秋冬，阳气少，阴气多，阴气盛而阳气衰，故茎叶枯槁，湿雨下归，阴阳相移，何泻何补？奇邪离经，不可胜数。不知根结，五脏六腑，折关败枢，开阖而走，阴阳大失，不可复取。九针之玄，要在终始。故能知终始，一言而毕；不知终始，针道咸绝。

　　天地相感，寒暑相移，阴阳之道，孰少孰多？阴道偶（双数为偶，如二、四、六、八、十），阳道奇（单数为奇，如一、三、五、七、九）。春夏阳旺，发于春夏，阴气少，阳气多，此当何补何泻？秋冬阴旺，发于秋冬，阳气少，阴气多，阴气盛而阳气衰，故茎叶枯槁不沾，天地之泽，湿雨下归其根（湿生于地，雨降于天）。阴阳相移（前盛今衰，前衰今盛）。此当何补何泻？阴阳变化，奇邪离经（离常）。淫泆流衍，不可胜数，然病机虽繁，悉有根结（根，始。结，终）。不知根结，五脏六腑，折关败枢，开阖

---

① 经络：原无，据原文目录体例和本卷内容加。

而走，阴阳大失，不可复取，九针之玄，其要全在终始，终始即根结也。故能知终始，一言而毕，得其要也；不知终始，针道咸绝，失其要也。

太阳根①于至阴，结②于命门，命门者，目也。阳明根于厉兑，结于颡大，颡大者，钳耳也。少阳根于窍阴，结于窗笼，窗笼者，耳中也。太阳为开，阳明为阖，少阳为枢。开折则皮肉节渎而暴病起矣，故暴病者，取之太阳，视有余不足。渎者，皮肉宛焦而弱也。阖折则气无所止息而痿疾起矣，故痿疾者，取之阳明，视有余不足。无所止息者，真气稽留，邪气居之也。枢折则骨繇③而不安于地，故骨繇者，取之少阳，视有余不足。骨繇者，节缓而不收也。所谓骨繇者，摇故也，当穷其本也。

太阳根于至阴（太阳井穴，在足小指），给于命门，命门者，目内眦之睛明也（穴名）。阳明根于厉兑（阳明井穴，在足次指），结于颡大（大迎在颅颡之上，故曰颡大），颡大者，钳耳下之大迎也（穴名，钳耳犹言挟耳也）。少阳根于窍阴（少阳井穴，在足无名指），结于窗笼，窗笼者，耳中之听宫也（穴名，听宫在耳前，手太阳穴，足少阳之所会也）。太阳，阳之将衰，在表为开；阳明，阳之正盛，在里为阖；少阳，未盛未衰，在中为枢（表里之半）。故开折则表阳不固，皮肉节渎而暴病起矣（风寒外感）。故暴病者，取之太阳（仲景《伤寒》太阳经病是也）。视其有余不足，以为补泻。节渎者，皮肉宛焦而软弱也（《难经·二十四难》：手太阴气绝则津液去，皮节伤。节渎，节节伤败也。宛、菀同）。阖折则里阳不运，中气无所止息而痿疾起矣，故痿疾者，取之阳明（义详《素问·痿论》）。视其有余不足，以为补泻。无所止息

---

① 根：经气所起源处，为四肢末端的"井穴"。
② 结：经气所归结处，在头面、胸、腹的一定部位和器官。
③ 骨繇：骨节纵缓不收且摇动的一种病证。

者，真气稽留不布（中气壅阻，不能四达，是无所归宿也），而邪气居之也。枢折即骨繇而不安于地，故骨繇者，取之少阳，视其有余不足，以为补泻。骨繇者，节缓而不收也，所谓骨繇者，摇故也，以肝主筋，而诸筋皆聚于节，肝胆同气，筋膜松懈，则节缓而不收，故骨繇而不健。所谓骨繇者，骨节摇动不坚故也，故当穷其根本也。太阳之病在皮毛，阳明之病在肌肉，少阳之病在筋膜，各有其部也。

太阴根于隐白，结于太仓①。少阴根于涌泉，结于廉泉。厥阴根于大敦，结于玉英，络于膻中。太阴为开，厥阴为阖，少阴为枢。开折则仓廪无所输，膈洞②，膈洞者，取之太阴，视有余不足。开折者，气不足而生病也。阖折即气绝而喜悲，悲者，取之厥阴，视有余不足。枢折则脉有所结而不通，不通者，取之少阴，视有余不足。有结者，皆取之不足。

太阴根于隐白（太阴井穴，在足大指），结于太仓，太仓，任脉之中脘也（穴名）。少阴根于涌泉（少阴井穴，在足心），结于廉泉，廉泉，任脉之穴也。厥阴根于大敦（厥阴井穴，在足大指），结于玉英，玉英，任脉之玉堂也；络于膻中，膻中，心主之宫城也（《灵枢·胀论》语）。太阴，阴之将衰，在外为开；厥阴，阴之交尽，在内为阖；少阴，未衰未盛，在中为枢（内外之交）。开折则仓廪无所输纳而胸膈空洞，膈洞者，取之太阴，视其有余不足。开折者，脾气不足而生病也（脾虚不能化谷）。阖折即气绝而喜悲（木虚金旺，肝为肺刑，燥胜则悲）。悲者，取之厥阴，视其有余不足。枢折则脉有所结而不通（心主脉，水胜火负，则脉不通），不通者，取之少阴，视其有余不足。凡有结者，皆取之不足，以其阴中之阳亏也。

---

① 太仓：《灵枢·胀论》云"胃者，太仓也"，指胃部，为太阴所结之处，穴为中脘。
② 膈洞：病名，在上闭塞，在下泄泻。

足太阳根于至阴，溜于京骨，注于昆仑，入于天柱、飞扬也。

天柱在项，飞扬在足。

足阳明根于厉兑，溜于冲阳，注于下陵，入于人迎、丰隆也。

人迎在颈，丰隆在足。

足少阳根于窍阴，溜于丘墟，注于阳辅，入于天容、光明也。

天冲在头（天容，手太阳穴，当是天冲）。光明在足。

手太阳根于少泽，溜于阳谷，注于小海①，入于天窗、支正也。

天窗在颈，支正在手。

手阳明根于商阳，溜于合谷，注于阳溪，入于扶突、偏历也。

扶突在颈，偏历在手。

手少阳根于关冲，溜于阳池，注于支沟，入于天牖、外关也。

天牖在颈，外关在手（余腧具详《灵枢·本输》）。

此所谓十二经之盛络，皆当取之。

手足六阳，左右十二经诸腧，是其盛络，乃经脉盛大之处，针刺者，皆当取之。

标本二十六（旧本误名《卫气》，按经文正之）

黄帝曰：五脏者，所以藏精神魂魄者也；六腑者，所以受水谷而行化物者也。其气内干五脏，而外络肢节。其浮气之不循经者，为卫气；其精气之行于内者，为营气。阴阳相随，外内相贯，如环之无端，亭亭淳淳乎，孰能穷之！然其分别阴阳，皆有标本虚实所离之处。能别阴阳十二经者，知病之所生；候虚实之所在者，能得病之高下；知六腑之气街者，能知解结契绍于门户；能

---

① 小海：原为"少海"，根、溜、注、入均为本经腧穴，少海为心经腧穴，故改。

知虚实①之坚软者，知补泻之所在；能知六经之标本②者，可以无惑于天下。

亭亭淳淳，浑沦无迹之意。气街，气之道路也。绍，续也。解结契绍，解其槃结而契（契，合），其断续也。石，即实也。

岐伯曰：博哉！圣帝之论！臣请尽意悉言之。足太阳之本，在跟以上五寸中，标在两络命门，命门者，目也。足少阳之本，在窍阴之间，标在窗笼之前，窗笼者，耳也。足阳明之本，在厉兑，标在人迎，颊挟颃颡也。足少阴之本，在内踝下上三寸中，标在背俞与舌下两脉也。足厥阴之本，在行间上五寸所，标在背俞也。足太阴之本，在中封前上四寸之中，标在背俞与舌本也。手太阳之本，在外踝之后，标在命门之上一寸也。手少阳之本，在小指次指之间上二寸，标在耳后上角下外眦也。手阳明之本，在肘骨中，上至别阳，标在颜下合钳上也。手少阴之本，在锐骨之端，标在背俞也。手心主之本，在掌后两筋之间二寸中，标在腋下三寸也。手太阴之本，在寸口之中，标在腋内动也。

足太阳之本，在跟以上五寸中，跗阳也，标在两络命门，命门者，目睛明也（睛明左右两穴，故曰两络）。足少阳之本，在窍阴之间（穴名）。标在窗笼之前，窗笼者，耳听宫也。足阳明之本，在厉兑（穴名）。标在人迎，颊挟颃颡之旁也。足少阴之本，在内踝下上三寸中，太溪也；标在背俞，肾俞也，舌下两脉，廉泉也（任脉穴）。足厥阴之本，在行间上五寸所，中封也，标在背俞，肝俞也。足太阴之本，在中封前上四寸之中，三阴交也，标在背俞，脾俞也，舌本，舌根也。手太阳之本，在外踝之后，支正也，标在命门之上一寸，足太阳之攒竹也（手足太阳之会）。手

---

① 实：原为"石"，据前后文义及医理改。
② 标本：本指经气集中的本源部位，标指经气弥散的部位。本在四肢的末部，标在头面胸背等部。

少阳之本，在小指次指之间上二寸，液门也，标在耳后上角下外眦，丝竹空也。手阳明之本，在肘骨中，曲池也，上至别阳，疑是肘髎别名，标在颜下（庭下）。合钳上（即根结钳耳）。足阳明之颊车也。手少阴之本，在锐骨之端，神门也，标在背俞，心俞也。手心主之本，在掌后两筋之间二寸中，内关也，标在腋下三寸，天池也。手太阴之本，在寸口之中，太渊也，标在腋内动脉，天府也。

凡候此者，下虚则厥，下盛则热；上虚则眩，上盛则热痛。故实①者绝而止之，虚者引而起之。

请言气街，胸气有街，腹气有街，头气有街，胫气有街。故气在头者，止之于脑；气在胸者，止之膺与背俞；气在腹者，止之背俞与冲脉于脐左右之动脉者；气在胫者，止之于气街与承山踝上以下。取此者，用毫针，必先按而在久，应于手②乃刺而予之。所治者，头痛眩仆，腹痛中满暴胀，及有新积，痛可移者，易已也；积不痛③，难已也。

石，即实也。气街，气之通衢也。胸旁曰膺。背俞，足太阳经诸脏腑之俞也。脐左右之动脉，肓俞、天枢诸穴也（肓俞，足少阴穴。天枢，足阳明穴）。气在胫者，止之于气街，足阳明经穴。承山，足太阳经穴。取此者，用毫针，取此四街也。刺而予之，予之以针也。所治者，四街之所治者也。

动腧二十七

黄帝曰：经脉十二，而手太阴、足少阴阳明独动不休何也？岐伯曰：是阳明胃脉也。胃为五脏六腑之海，其清气上注于肺，

---

① 实：原为"石"，据医理改。
② 应于手：针刺前按压腧穴，指下有酸胀、舒适等反应方可针刺。
③ 积不痛：积块固定不移而不痛者多为恶性肿瘤，不易治愈。

肺气从太阴而行之。其行也，以息往来，故人一呼脉再动，一吸脉亦再动，呼吸不已，故动而不止也。

经脉十二，而手太阴之太渊（在关上）、足少阴之太溪（在足内踝后）、足阳明之人迎（在喉旁）、冲阳（在足跗上）独动而不休，是阳明胃脉之力也。胃为五脏六腑之海，其清气上注于肺，肺气从太阴之经而行之。其行也，以息往来，故人一呼脉再动，一吸脉亦再动，呼吸不已，气行经中，上下环周，故动而不止。盖经之动，气送之也，气统于肺，而胃为化气之原，故悉属阳明胃脉之力也。

黄帝曰：气之过于寸口也，上十焉息，下八焉伏，何道从还？不知其极。岐伯曰：气之离脏也，卒然如弓弩之发，如水之下岸，上于鱼以反衰，其余气衰散以逆上，故其行微。

寸口，手太阴之动脉也。《难经·二难》：从关至尺是尺内，阴之所治也；从关至鱼际，是寸口内，阳之所治也。阴得尺中一寸，阳得寸内九分。气之过于寸口也，上十焉息，下八焉伏，上谓尺中，下谓寸口。以手之三阴，自胸走手，其气先至尺中，故尺中为上；后至寸口，故寸口为下。尺得一寸，是上十也（十分为寸）。寸得九分，是下九也。曰下八者，以脉有覆溢，溢则上鱼而寸反十分，覆则下尺而寸至八分。帝问覆脉之寸短而尺长，故曰下八。上而尺中，脉动十分，十分之外，气从焉息，下而寸口，脉动八分，八分之外，气从焉伏，是从何道而还？不知其极，盖气之离脏而走手也，卒然如弓弩之发，如水之自高而下岸也，气力壮大，是以鼓动应指。及其上于鱼际，气力反以衰乏，其余气衰散以逆上，故其行微而不见鼓动也。将上鱼际，而脉力已衰，故寸口不及一寸，但得八分也（寸口正在鱼际之分）。

黄帝曰：足之阳明，何因而动？岐伯曰：胃气上注于肺，其悍气上冲头者，循咽，上走空窍，循眼系，入络脑，出颇，下客主人，循牙车，合阳明，并下人迎，此胃气别走于阳明者也。故阴阳上下，其动也若一。故阳病而阳脉小者为逆，阴病而阴脉大者为逆，阴阳俱静俱动，若引绳相倾者病。

胃气上注于肺，而其悍气之上冲于头者，循咽管而上走空窍，循眼系而入络于脑，出颅（鬓骨之上）而下客主人（足少阳穴），循牙车（即颊车）而合阳明之本经，并下喉旁人迎之动脉，此胃气之别走于阳明者也。故阳明行气于三阳，脉动于人迎；太阴行气于三阴，脉动于寸口。阴阳上下，人迎在上为阳，寸口在下为阴。其动也若一，阳明何故不动也！故阳病而阳脉小者为逆，阳不及阴也；阴病而阴脉大者为逆，阴过于阳也。阴阳俱静俱动，若引绳相倾者病，反其阴静阳动之常也。

黄帝曰：足少阴何因而动？岐伯曰：冲脉者，十二经之海也，与少阴之大络起于肾下，出于气街，循阴股内廉，斜入腘中，循胫骨内廉，并少阴之经，下入内踝之后，入足下。其别者，斜入踝，出属跗上，入大指之间，注诸络，以温足胫。此脉之常动者也。

冲脉者，十二经之海也，与少阴之大络俱起于肾下，出于阳明之气街，循阴股内廉（内之下廉），斜入腘中，循胫骨内廉（膝下骱骨），并少阴之经，下入内踝之后，入足下。其别者，斜入内踝，出属跗上，入大指之间（交厥阴肝经），灌注诸络，以温足胫（血富于冲，冲为八奇经之一。八奇经，皆脉络也），少阴与冲脉并行。此亦脉之常动者也。

腧穴

本输二十八

黄帝问于岐伯曰：凡刺之道，必通十二经络之所终始，络脉之所别处，五输之所留，六腑之所与合，四时之所出入，五脏之所溜处，阔狭之度，浅深之状，高下所至，愿闻其解。岐伯曰：请言其次也。

十二经络之所终始，十二经之起止也。络脉之所别处，经别之十五络脉也。五输之所留，井荣输经合五穴之所在也。六腑之所与合，六腑与五脏表里相配合也。四时之所出入，四时阴阳之出入也。五脏之所溜处，五脏之荣穴，经气之所溜也（所溜为荣）。阔狭之度，言其远近；浅深之状，言其浮沉；高下所至，言其上下也。

肺出于少商，少商者，手大指端内侧也，为井木。溜于鱼际，鱼际者，手鱼也，为荣。注于太渊，太渊，鱼后一寸陷者中也，为输。行于经渠，经渠，寸口中也，动而不居，为经。入于尺泽，尺泽，肘中之动脉也，为合。手太阴经也。（荣，音营）

此手太阴肺经之五输。手鱼，手大指根丰肉，其形如鱼。际，边也。动而不居，不止也。

心出于中冲，中冲，手中指之端也，为井木。溜于劳宫，劳宫，掌中中指本节之内间也，为荣。注于大陵，大陵，掌后两骨之间方下者也，为输。行于间使，间使之道，两筋之间，三寸之中也，有过则至，无过则止，为经。入于曲泽，曲泽，肘内廉下陷者之中也，屈而得之①，为合。手少阴经也。

此手少阴心经之五输。五输皆手厥阴之穴，《灵枢·邪客》②：手少阴之脉独无输，诸邪之在于心者，皆在于心之包络是也。

肝出于大敦，大敦者，足大指之端及三毛之中也，为井木。溜于行间，行间，足大指间也，为荣。注于太冲，太冲，行间上二寸陷者之中也，为输。行于中封，中封，内踝之前一寸半陷者

① 屈而得之：前臂屈曲而取曲泽穴，即动态下取穴，余同。
② 《灵枢·邪客》：原为"逆顺肥瘦"，据"少阴独无腧"出于《灵枢·邪客》改。

之中，使逆则宛，使和则通，摇足而得之，为经。入于曲泉，曲泉，辅骨之下，大筋之上也，屈膝而得之，为合。足厥阴经也。

此足厥阴肝经之五输。使，使道也（《素问·灵兰秘典论》：十二脏相使，使道闭塞而不通①）。使道则宛，使道逆则郁塞，肝木下陷则经脉阻闭也。

脾出于隐白，隐白者，足大指之端内侧也，为井木。溜于大都，大都，本节之后下陷者之中也，为荥。注于太白，太白，腕骨之下也，为输。行于商丘，商丘，内踝之下陷者之中也，为经。入于阴之陵泉，阴之陵泉，辅骨之下陷者之中也，伸而得之，为合。足太阴经也。

此足太阴脾经之五输。

肾出于涌泉，涌泉者，足心也，为井木。溜于然谷，然谷，然骨之下者也，为荥。注于太溪，太溪，内踝之后②，跟骨之上陷者中也，为输。行于复溜，复溜，上内踝二寸，动而不休，为经。入于阴谷，阴谷，辅骨之后，大筋之下，小筋之上也，按之应手，屈膝而得之，为合。足少阴经也。

此足少阴肾经之五输。

膀胱出于至阴，至阴者，足小指之端也，为井金，溜于通谷，通谷，本节之前外侧也，为荥。注于束骨，束骨，本节之后陷者中也，为输。过于京骨，京骨，足外侧大骨之下也，为原。行于昆仑，昆仑，外踝之后，跟骨之上也，为经。入于委中，委中，腘中央也，为合，委而取之。足太阳经也。

此足太阳膀胱经之六腧。

胆出于窍阴，窍阴者，足小指次指之端也，为井金，溜于侠

---

① 十二脏相使，使道闭塞而不通：原文为"主不明则十二官危，使道闭塞而不通，形乃大伤，以此养生则殃，以为天下者，其宗大危，戒之戒之"。
② 之后：原无，据《灵枢·本输》补。

溪，侠溪，足小指次指之间也，为荥。注于临泣，临泣，上行一寸半陷者中也，为输。过于丘墟，丘墟，外踝之前下陷者中也，为原。行于阳辅，阳辅，外踝之上，辅骨之前及绝骨之端也，为经。入于阳之陵泉，阳之陵泉，膝外陷者中也，为合，伸而得之。足少阳经也。

此足少阳胆经之六输。

胃出于厉兑，厉兑者，足大指次指之端也，为井金，溜于内庭，内庭，次指外间也，为荥。注于陷谷，陷谷，上中指内间，上行二寸陷者中也，为输。过于冲阳，冲阳，足跗上五寸陷者中也，为原，摇足而得之。行于解溪，解溪，上冲阳一寸半陷者中也，为经。入于下陵，下陵，膝下三寸胻骨外三里也，为合。复下三里三寸，为巨虚上廉；复下上廉三寸，为巨虚下廉。大肠属上，小肠属下，足阳明胃脉也。大肠小肠，皆属于胃。足阳明经也。

此足阳明胃经之六输。大肠属上，巨虚上廉也；小肠属下，巨虚下廉也。此总是足阳明胃脉。以胃为六腑之长，故大肠、小肠皆属于胃。

大肠者，上合手阳明，出于商阳，商阳，大指次指之端也，为井金，溜于本节之前，二间，为荥。注于本节之后，三间，为输。过于合谷，合谷，在大指歧骨之间，为原。行于阳溪，阳溪，在两筋间陷者中也，为经。入于曲池，曲池，在肘外辅骨陷者中也，为合，屈臂而得之。手阳明经也。

此手阳明大肠经之六输。

小肠者，上合手太阳，出于少泽，少泽，小指之端也，为井金，溜于前谷，前谷，在手外廉本节前陷者中也，为荥。注于后溪，后溪，在手外侧本节之后也，为输。过于腕骨，腕骨，在手外侧腕骨之前也，为原。行于阳谷，阳谷，在锐骨之下陷者中也，为经。入于小海，小海，在肘内大骨之外，去端半寸陷者中也，为合，伸臂而得之。手太阳经也。

此手太阳小肠经之六腧。

三焦者，上合于手少阳，出于关冲，关冲，手小指次指之端也，为井金，溜于腋门，腋门，小指次指之间也，为荥。注于中渚，中渚，本节之后陷者中也，为输。过于阳池，阳池，在腕上陷者之中也，为原。行于支沟，支沟，上腕上三寸，两骨之间陷者中也，为经。入于天井，天井，在肘外大骨之上陷者中也，为合，屈肘乃得之。三焦下腧，在于足太阳之前，少阳之后，出于腘中外廉，名曰委阳，是太阳络也。手少阳经也。

此手少阳三焦经之六腧。委阳，足太阳穴。

是谓五脏六腑之腧，五五二十五腧，六六三十六腧也。六腑皆出足之三阳，上合于手者也。

脏腑之脉，虽分手足，其实本是同经，以六阴之经，升于足而降于手；六阳之经，升于手而降于足。故六腑之经，皆出足之三阳，而上合于手。手之三阳，即足三阳之上半也。五脏五腧，井木、荥火、输土、经金、合水；六腑六腧，井金、荥水、输木、经火、合土。义详《难经·六十四难》。六腑多一原穴，当与输穴俱属木也。

三焦者，足太阳少阴之所将，太阳之别也，上踝五寸，别入贯腨肠，出于之委阳，并太阳之正，入络膀胱，约下焦。实而闭癃，虚则遗尿。遗尿则补之，闭癃则泻之。

三焦者，足太阳、少阴之所将领，是太阳之别也。上外踝五寸，别太阳而入贯腨肠（腨肚）。出于太阳之委阳，并太阳之正经，入络膀胱，约束下焦。相火实则膀胱闭癃，相火虚则小便遗尿（三焦为少阳相火）。遗尿则补之益其相火，闭癃则泻之泄其相火也。

肺合大肠，大肠者，传道之腑。心合小肠，小肠者，受盛之腑。肝合胆，胆者，中正之腑。脾合胃，胃者，五谷之腑。肾合膀胱，膀胱者，津液之腑。少阳属肾，肾上连肺，故将两脏。三焦者，中渎之腑也，水道出焉，属膀胱，是孤之腑也。是六腑之所与合者。

《素问·灵兰秘典论①》：十二脏之②相使，大肠者，传道之官，变化出焉。小肠者，受盛之官，化物出焉。胆者，中正之官，决断出焉。膀胱者，州都之官，津液藏焉。三焦者，决渎之官，水道出焉。少阳三焦属肾，肾上连肺，以辛金而生癸水，故兼将两脏。缘三焦者，中渎之腑也，水道出焉，属于膀胱，是以并将于肾。盖水善藏，又善泄，膀胱以州都之官，津液藏焉，不能出也，得三焦之经，并太阳之正，入络膀胱，泄以相火之力，则州都冲决，水道出矣，故曰决渎之官。此曰决渎之腑，以其下行于川渎之中也。其所以决渎而出水者，相火在肾，温生风木以疏泄之也。心主者，心之包络，非脏也。三焦虽与心主表里，而心主无脏，是三焦为孤之脏也。脏腑相合，是六腑之所与合者（答帝问六腑之所与合语）。

缺盆之中，任脉也，名曰天突。一次脉：任脉侧之动脉，足阳明也，名曰人迎。二次脉，手阳明也，名曰扶突。三次脉，手太阳也，名曰天窗。四次脉，足少阳也，名曰天容。五次脉，手少阳也，名曰天牖。六次脉，足太阳也，名曰天柱。七次脉，颈中央之脉，督脉也，名曰风府。腋内动脉，手太阴也，名曰天府。腋下三寸，手心主也，名曰天池。

手足六阳，皆行于颈，其位次如此。手之三阴，自胸走手，脉在腋内与腋下。

足阳明，挟喉之动脉，其腧在膺中。手阳明，次在其腧外，

———————————

① 灵兰秘典论：原无，据《黄帝内经素问译释》加。
② 之：原无，据《素问·灵兰秘典论》补。

不至曲颊一寸。手太阳，当曲颊。足少阳，在耳下曲颊之后。手少阳，出耳后，上加完骨之上。足太阳，挟项大筋之中发际。阴尺动脉，在五里。五腧之禁也。

足阳明，挟喉之动脉，即人迎也，其腧在膺中、气户、库房之穴也。手阳明，次在其腧外，不至曲颊一寸，即扶突也。手太阳，当曲颊，即天窗也。足少阳，在耳下曲颊之后，即天容也（足少阳颈中无穴，天容是手太阳经穴）。手少阳，出耳后，上加完骨之上，即天牖也。足太阳，挟项大筋之中发际，即天柱也。阴尺动脉，在五里，手太阴尺泽之后，手阳明之五里也。《小针解》：夺阴者死。言取尺之五里，五往者也。《玉版》：迎之五里，五往而脏之气尽矣。以上诸穴，是五腧之禁也（禁，不可刺）。

刺上关者，呿不能欠。刺下关者，欠不能呿。刺犊鼻者，屈不能伸。刺两关者，伸不能屈。

上关，足少阳之客主人，开口取之，刺之则呿不能欠（呿，开口也，《庄子》：公孙龙口呿不合。欠，开口而即合也）。下关，足阳明经穴，闭而取之，刺之则欠不能呿。犊鼻，足阳明经穴，却足取之，刺之则屈不能伸。两关，手厥阴之内关，手少阳之外关，伸手取之，刺之则伸不能屈。此皆禁刺之穴也。

春取络脉、诸荥、大经、分肉之间，甚者深取之，间者浅取之。夏取孙络、诸输、肌肉、皮肤之上。秋取诸合，余如春法。冬取诸井、诸输之分，欲深而留之。此四时之序，气之所处，病之所舍，脏之所宜。

背腧二十九

黄帝问于岐伯曰：愿闻五脏之俞出于背者。岐伯曰：胸中大俞，在杼骨之端，肺俞在三椎之间，心俞在五椎之间，膈俞在七椎之间，肝俞在九椎之间，脾俞在十一椎之间，肾俞在十四椎之间，皆挟脊相去三寸斦。则欲得而验之，按其处，应在中而痛解，乃其俞也。

背者，胸之府也（《素问·脉要精微论》语）。故胸中大俞，在背上杼骨之端，足太阳之大杼穴也。自大杼而下，肺俞在三椎之间（脊骨一节为一椎，俗本皆作焦，非）。心俞在五椎之间，膈俞在七椎之间，肝俞在九椎之间，脾俞在十一椎之间，肾俞在十四椎之间。皆挟脊骨两旁相去三寸所，在足太阳经之里行。则欲得而验之，试按其处，应在于中而痛解（解，松懈也），乃其俞也。

灸之则可，刺之则不可①。气盛则泻之，虚则补之。以火补者，毋吹其火，须自灭也；以火泻者，疾吹其火，传其艾，须其火灭也。

背俞可灸不可刺，气盛则以火泻之，虚则以火补之。以火补者，毋吹其火，须自灭也；以火泻者，疾吹其火，乃传其艾，须其火之自灭，而后易芰也。

刺法

四时气三十

黄帝问于岐伯曰：夫四时之气，各不同形，百病之起，皆有所生，灸刺之道，何者为定？岐伯答曰：四时之气，各有所在，灸刺之道，得气穴而定。故春取经、血脉、分肉之间，甚者深刺

---

① 灸之则可，刺之则不可：非不能针刺，指出针刺要慎重。

之，间者浅刺之；夏取盛经、孙络，取分间，绝皮肤；秋取经输，邪在腑，取之合；冬取井、荥，必深以留之。

春取经、血脉、分肉之间，甚者深刺之，间者浅刺之（《本输》：春取络脉、诸荥、大经分肉之间，甚者深取之，间者浅取之）。《素问·水热穴论》[1]：春取络脉、分肉间，春者经脉长深，其气少，不能深入，故取络脉、分肉间。夏取盛经、孙络，取分肉间，绝皮肤（《本输》：夏取诸输、孙络、肌肉皮肤之上）。《素问·水热穴论》：夏取盛经、分腠，所谓盛经者，阳脉也，绝肤而病去者，邪居浅也。秋取经输，邪在腑，取之合（《本输》：秋取诸合）。《素问·水热穴论》：秋取经输，阳气在合，阴气初盛，故取输以泻阴邪，取合以虚阳邪。冬取井荥，必深以留之（《本输》：冬取诸井、诸输[2]之分，欲深而留之）。《素问·水热穴论》：冬取井荥，阳气衰少，阴气盛坚，故取井以下阴逆，取荥以实阳气。

黄帝曰：余闻刺有五变，以主五输，愿闻其故。岐伯曰：人有五脏，脏有五变，五变有五输，故五五二十五腧，以应五时。

黄帝曰：愿闻五变。岐伯曰：肝为牡脏，其色青，其时春，其日甲乙，其音角，其味酸。心为牡脏，其色赤，其时夏，其日丙丁，其音徵，其味苦。脾为牝[3]脏，其色黄，其时长夏，其日戊己，其音宫，其味甘。肺为牝脏，其色白，其时秋，其日庚辛，其音商，其味辛。肾为牝脏，其色黑，其时冬，其日壬癸，其音羽，其味咸。是为五变。

黄帝曰：以主五输奈何？岐伯曰：脏主冬，冬刺井；色主春，

---

① 《素问·水热穴论》：原为"《素问·刺志论》"，据《黄帝内经素问译释》《黄帝内经素问校释》改。
② 输：原为"筋"，据《灵枢·本输》及《黄帝内经太素校注》改。
③ 牝：原为"牡"，据《灵枢·顺气一日分为四时》改。

春刺荥；时主夏，夏刺输；音主长夏，长夏刺经；味主秋，秋刺合。是谓五变以主五输。

黄帝曰：诸原安合？以致六腑？岐伯曰：原独不应五时，以经合之，以应其数，故六六三十六腧。

黄帝曰：何谓脏主冬，时主夏，音主长夏，味主秋，色主春？愿闻其故。岐伯曰：病在脏者，取之井；病变于色者，取之荥；病时间时甚者，取之输；病变于阴者，取之经；经满而血者，病在胃及以饮食不节得病者，取之于合。故命曰味主合，是谓五变也。

五脏五输，井、荥、输、经、合，故命曰味主合，是谓五变也。原独不应五时，以经合之，并主长夏，以应其数，故六腑之六六三十六腧，合于五脏之五五二十五腧也。长夏为至阴，故病变于阴者，取之经（此段旧误在《顺气一日分四时》）。

黄帝曰：余闻五脏六腑之气，荥、输所入为合，令何道从入？入安连过？愿闻其故。岐伯答曰：此阳脉之别入于内，属于腑者也。

黄帝曰：荥、输与合，各有名乎？岐伯答曰：荥、输治外经①，合治内腑。

黄帝曰：治内腑奈何？岐伯答曰：取之于合。

黄帝曰：合各有名乎？岐伯答曰：胃合入于三里，大肠合入于巨虚上廉，小肠合入于巨虚下廉，三焦合入于委阳，膀胱合入于委中央，胆合入于阳陵泉。

黄帝曰：取之奈何？岐伯答曰：取之三里者，低跗取之；巨虚者，举足取之；委阳者，屈伸而取之；委中者，屈而取之；阳

---

① 荥、输治外经：荥穴、输穴配伍治疗经脉病证，本经腧穴（荥穴、输穴）配伍，通经接气。

陵泉者，正竖膝，予之齐，下至委中之阳①取之。取诸外经者，揄伸而从之。

脏腑之腧，所出为井，所溜为荥，所注为输，所行为经，所入为合。五脏六腑之气，荥、输所入为合，是令何道从入？入而安所连属？安所过往？此阳脉之别入于内，属于腑者，是从别道而入，连属于腑，过往于其本腑之所合者也。故荥、输治外经，合治内腑。治内腑者，取之于合，以其入属于腑也。胃合入于三里，足阳明之穴也。大肠之合在曲池，巨虚上廉，足阳明穴（手三阳下合足三阳）。小肠之合在小海，巨虚下廉，足阳明穴。三焦之合在天井，委阳，足太阳穴。膀胱合于委中央，足太阳穴。胆合于阳陵泉，足少阳穴，正竖膝，予之齐正，竖两膝，使与之齐也。下至委中之阳，谓委中之前，阳关之下，即阳陵泉之分也。取诸外经，谓取荥、输诸穴。揄申而取之，舒展申布而取之也。

黄帝曰：愿闻六腑之病。岐伯答曰：胃病者，腹䐜胀，胃脘当心而痛，上支两胁②，膈咽不通，饮食不下，面热，两跗之上脉竖陷者，足阳明病，此胃脉也。取之三里。

阳明行身之前，下于面而行足跗，故面热及跗上脉陷为足阳明病。此胃之脉也。

大肠病者，肠中切痛而鸣濯濯，冬月重感于寒即泄，当脐而痛，不能久立，与胃同候，鱼络血者③，手阳明病。取之巨虚上廉。

鱼络，鱼际之络，手阳明脉起大指，旁鱼际也。

小肠病者，小腹痛，腰脊控睾而痛，时窘之后，当耳前热，若寒甚，若独肩上热甚，及手小指次指之间热，若脉陷者，手太

---

① 委中之阳：委中的外侧。
② 胁：原为"协"，据解剖名称改。
③ 鱼络血者：望诊时鱼际出现脉络淤积，提示胃肠发生病变。

阳病，此其候也。取之三虚下廉。

手太阳起小指，绕肩胛，交肩上，循颈，上颊，却入耳中，故耳前、肩上及手小指热，为手太阳病。

三焦病者，腹气满，小腹尤坚，不得小便，窘急，溢则水，留即为胀，候在足太阴之外大络，大络在太阳、少阳之间，亦见于脉。取委阳。

不得小便，窘急，溢则水，留即为胀。三焦者，决渎之官，水道出焉，水道不通，故小便窘急，水留为胀也（小肠①病时，窘急在后。三焦病，则窘急在前），其候在足太阳之外大络，大络在太阳、少阳之间，是其位也。故亦见于大络之脉，见于脉，手少阳经病也。

膀胱病者，小腹遍肿而痛，以手按之，即欲小便而不得，肩上热，若脉陷，及足小指外廉及胫踝后皆热。取委中央。

足太阳脉循肩髆，贯腨内，出踝外，至小指外侧，故肩上、胫、踝及小指外廉皆热，此亦足太阳经病也。

胆病者，善太息。口苦，呕宿汁，心下澹澹，恐人将捕之，嗌中吩吩然，数唾，候在足少阳之本末，亦视其脉之陷下者灸之，其寒热者，取阳陵泉。

足少阳之本末，其本在头，其末在足。其经之本末有陷下者，亦少阳经之病也。

黄帝曰：刺之有道乎？岐伯答曰：刺此者，必中气穴，毋中肉节。中气穴则针游于巷，中肉节即皮肤痛。补泻反则病益笃，中筋则筋缓，邪气不出，与其真气相搏，乱而不去，反还内着。用针不审，以顺为逆也。

必中气穴，所谓得气穴为定也。巷，隧道也。反还内着，反

---

① 肠：原为"腹"，据后与"三焦病"改。

还于内，着而不去也（以上八段，旧误在《邪气脏腑病形》）。

逆顺肥瘦三十一

黄帝问于岐伯曰：余闻针道于夫子，众多毕悉矣。夫子之道，应若失，而据未有坚然者也。夫子之问学熟乎？将审察于物而心生之乎？岐伯曰：圣人之为道者，上合于天，下合于地，中合于人事，必有明法，以起度数，法式检押①，乃后可传焉。故匠人不能释尺寸而意短长，废绳墨而起平水也，工人不能置规而为圆，去矩而为方。知用此者，固自然之物，易用之教，逆顺之常也。

众多毕悉，诸法皆尽也。应若失，而据未有坚然者，言应手而病若失，虽瘤疾盘踞，未有坚然不消者也。法式检押，有法式以为之检押也。

黄帝曰：愿闻自然奈何？岐伯曰：临深决水，不用功力，而水可竭也；循掘决冲，而经可通也。此言气之滑涩，血之清浊，行之逆顺也。

黄帝曰：临深决水，奈何？岐伯曰：血清气浊，疾泻之，则气竭焉。

黄帝曰：循掘②决冲③，奈何？岐伯曰：血浊气涩，疾泻之，则经可通也。

自然者，如临深决水，不用功力，而水可竭也；如循掘决冲，开其瘀塞，而经可通也。此言气之滑涩，血之清浊，气之逆顺，因其自然而不违也。循掘决冲，循其开掘之道，决其冲要，

① 法式检押：法式，方法；检押，规则。
② 掘：通“窟”。
③ 冲：要塞。

使之流通也。

黄帝曰：愿闻人之黑白、肥瘦、小长，各有数乎？岐伯曰：年质壮大，血气充盈，肤革坚固，此肥人也。广肩腋，项肉薄，皮厚而黑色，唇临临然，其血黑以浊，其气涩以迟，其为人也，贪于取与，因加以邪。刺此者，深而留之，多益其数也。

黄帝曰：刺瘦人奈何？岐伯曰：瘦人者，皮薄色少，肉廉廉然，薄唇轻言，其血清气滑，易脱于气，易损于血。刺此者，浅而疾之。

肉廉廉然，减削之意。

黄帝曰：刺常人奈何？岐伯曰：视其黑白，各为调之。其端正敦厚者，其气血和调，刺此者，毋失常数也。

黄帝曰：刺壮士真骨者奈何？岐伯曰：刺壮士真骨，坚肉缓节，监监然，此人重则气涩血浊。刺此者，深而留之，多益其数；轻则气滑血清，刺此者，浅而疾之。

黄帝曰：刺婴儿奈何？岐伯曰：婴儿者，其肉脆，血少气多弱。刺此者，以毫针，浅刺而疾发针，日再①可也。

壮士真骨，其骨坚实也。监监，坚固之意。人重者，体重也。轻者，身轻也。

黄帝曰：逆顺五体者，言人骨节之小大，肉之坚脆，皮之厚薄，血之清浊，气之滑涩，脉之长短，血之多少，经络之数，余已知之矣，此皆布衣匹夫之士也。夫王公大人，血食之君，身体柔脆，肌肉软弱，血气慓悍滑利，其刺之，徐疾浅深多少，可得同之乎？岐伯答曰：膏粱菽藿之味，何可同也！气滑则出疾，气涩则出迟，气悍则针小而入浅，气涩则针大而入深，深则欲留，浅则欲疾。以此观之，刺布衣者，深以留之；刺大人者，微以徐

---

① 再：两次。

之，此皆因气之慓悍滑利也。

逆顺五体，谓肥人、瘦人、常人、壮士、婴儿五等也。

黄帝曰：形气之逆顺奈何？岐伯曰：形气不足，病气有余，是邪胜也，急泻之。形气有余，病气不足，急补之。形气不足，病气不足，此阴阳气俱不足也，不可刺之，刺之则重不足，重不足则阴阳俱竭，气血皆尽，五脏空虚，筋骨髓枯，老者绝灭，壮者不复矣。形气有余，病气有余，此谓阴阳俱有余也，急泻其邪，调其虚实。故曰，有余者泻之，不足者补之，此之谓也。刺不知逆顺，真邪相搏，满而补之，则阴四溢，肠胃充郭，肝肺内䐃，阴阳相错；虚而泻之，则经脉空虚，血气枯竭，肠胃㑊辟，皮肤薄著，毛腠夭焦，予之死期。故曰，用针之要，在于知调阴与阳，调阴与阳，精气乃光，合形与气，使神内藏。故曰，上工平气，中工乱脉，下工绝气危生，下工不可不慎也。必审五脏变化之病，五脉之应，经络之实虚，皮之柔粗，而后取之也（㑊，音聂。辟，同僻）。

肠胃㑊辟，㑊，畏怯也，辟，邪僻也（二段旧误在《根结》）。

黄帝曰：脉行之逆顺奈何？岐伯曰：手之三阴，从脏走手；手之三阳，从手走头；足之三阳，自头走足；足之三阴，自足走腹。

黄帝曰：少阴之脉独下行，何也？岐伯曰：不然。夫冲脉者，五脏六腑之海也，五脏六腑皆禀焉。其上者，出于颃颡，渗诸阳，灌诸经。其下者，注少阴之大络，出于气街，循阴股内廉，入腘中，伏行骭骨内，下至内踝之后，属而别。其下者，并于少阴之经，渗三阴。其前者，伏[1]行出跗属，下循跗，入大指间，渗诸络而温肌肉。故别络结则跗上不动，不动则厥，厥则寒矣。

黄帝曰：何以明之？岐伯曰：以言导之，切而验之，其非必

---

① 伏：原无，据《灵枢·逆顺肥瘦》补。

动，后乃可明逆顺之行也。黄帝曰：窘乎哉！圣人之为道也，明于日月，微于毫厘，其非夫子，孰能道之也！

手之三阴，从脏走手，顺也；手之三阳，从手走头，逆也；足之三阳，自头走足，顺也；足之三阴，自足走腹，逆也。义详《经脉》。足三阴皆上行，少阴之脉独下行者，是冲脉也。冲脉者，五脏六腑、十二经脉之海，故五脏六腑皆禀焉。其上行者，腧在于足太阳之大杼，出于颃颡，渗诸阳络而灌诸阴经。其下行者，注足少阴之大络，出于阳明之气街，循阴股内廉而入腘中，伏行骭骨之内（骭骨，胫骨）。下至内踝之后，属于少阴而别行。其再下者，并于少阴之经，渗于三阴。其前行者，伏行出跗属，下循足跗，入大指间，渗诸络而温肌肉，故别络结涩，则跗上不动，不动则厥，厥则寒矣（跗上不动，阳明之冲阳不动也）。何以明其为冲脉之厥逆也？先以言导之，后切而验之，其原非必动之脉，此不为逆。若必动，而或不动（跗上动脉，若太阴太冲，阳明冲阳）。因知其逆，如此，然后可明逆顺之行也。

黄帝问于岐伯曰：余愿闻持针之数，内针之理，纵舍之意，捍皮开腠理奈何？脉之曲折，出入之处，焉至而出，焉至而止，焉至而徐，焉至而疾，焉至而入？六腑之腧于身者，余愿尽闻少序。别离之处，离而入阴，别而入阳，此何道而从行？愿尽闻其方。岐伯曰：帝之所问，针道毕矣。

黄帝曰：愿卒闻之。岐伯曰：手太阴之脉，出于大指之端，内屈，循白肉际，至本节之后太渊，留以澹。外屈，上于本节下。内屈，与①阴诸②络会于鱼际，数脉并注，其气滑利，伏行壅骨之下。外屈，出于寸口而行，上至于肘内廉，入于大筋之下。内屈，上行臑阴，入腋下。内屈，走肺。此顺行逆数之曲折也。心主之

---

① 与：原文为"于"，据文义改。
② 诸：原无，据《灵枢·邪客》补。

脉，出于中指之端，内屈，循中指内廉以上，留于掌中，伏行两骨之间。外屈，出两筋之间，骨肉之际，其气滑利，上二寸。外屈，出两筋之间，至肘内廉，入于小筋之下，留两骨之会，上入于胸中，内络于心脉。

焉至而出，脉之所出也（所出为井）。焉至而止，脉之所结也（详见《根结》）。焉至而徐，脉之所行也（所行为经）。焉至而疾，脉之所溜也（所溜为荥）。焉至而入，脉之所入也（所入为合）。大指之端，少商，井也。内屈，循白肉际，至本节之后，太渊，输也。留以澹，气停留而澹荡，如水波之动摇也。外屈，上于本节下。内屈，与阴①诸络会于鱼际，荥也。诸阴皆会于此，数脉并注，其气滑利，伏行掌后高骨之下（雍骨，即高骨也）。外屈，出于寸口，而行经渠，经也。上至肘内廉，入于大筋之下，尺泽，合也。由此上行臑阴（臂内嫩肉曰臑），入腋下而走肺。手之三阴，从胸走手为顺，此则从手逆数而至于胸，此顺行逆数之屈折也。中指之端，中冲，井也。掌中，劳宫，荥也。两骨，两筋骨肉之际，大陵，输也。两筋之间，间使，经也。肘内廉，小筋②之下，两骨之会，曲泽，合也。由此上入于胸内，络于心脉。此亦手心主顺行逆数之曲折也。

黄帝曰：手少阴之脉独无输，何也？岐伯曰：少阴，心脉也。心者，五脏六腑之大主也，精神之所舍也，其脏坚固，邪弗能容也。容之则心伤，心伤则神去，神去则死矣。故诸邪之在于心者，皆在于心之包络。包络者，心主之脉也，故独无输焉。

黄帝曰：少阴独无输者，不病乎？岐伯曰：其外经病而脏不病，故独取其经于掌后锐骨之端。其余脉出入曲折，行之徐疾，皆如手厥阴心主之脉行也。故本输者，皆因其气之虚实徐疾以取

---

① 阴：原无，据上文"与阴诸络会于鱼际"补。
② 筋：原为"指"，据解剖位置改。

之，是谓因冲而泻，因衰而补。如是者，邪气得去，真气坚固，是谓因天之序。

掌后锐骨之端，神门，输也。少阴经病而脏不病，故独取其经于掌后锐骨之端神门一腧，所以治经病也。其余脉之出入曲折，行之徐疾，皆如手厥阴心主之脉行，故《本输》一篇，心之五输取于心主者，皆因其气之虚实徐疾相同，是以取之也。冲，盛满也。《本输》所载少阴之输，皆心主之输，是少阴无输也。而此有掌后锐骨之一输，以治经病，然则脏病无输，经病则有输也。《甲乙经》：少冲为井，少府为荥，神门为输，灵道为经，少海为合。义本于此。

黄帝曰：持针纵舍奈何？岐伯曰：必先明知十二经脉之本末，皮肤之寒热，脉之盛衰骨涩。其脉滑而盛者，病日进；虚而细者，久以持；大以涩者，为痛痹；阴阳如一者，病难治。其本末尚热者，病尚在；其热以衰者，其病亦去矣。持其尺，察其肉之坚脆、小大、滑涩、寒温、燥湿。因视目之五色，以知五脏，而决生死。视其血脉，察其色，以和其寒热痛痹。

黄帝曰：持针纵舍，余未得其意也。岐伯曰：持针之道，欲端以正，安以静，先知虚实，而行疾徐。左手执骨，右手循之，无以肉裹。泻欲端以正，补必闭肤，辅针导气，邪气淫泆，真气得居。

纵，纵针以取之也。舍，舍针而去之也。阴阳如一，即寸口，人迎相等也。持其尺，察其肉，视目之五色，视血脉，察其色。义详《论疾诊尺》。

黄帝曰：捍皮开腠理奈何？岐伯曰：因其分肉，左别其肤，微内而徐端之，适神不散，邪气得去。

左别其肤，左手分别其皮部也（以上四段，旧误在《邪客》）。

卷　五

营卫

脉度三十二

黄帝曰：愿闻脉度。岐伯答曰：手之六阳，从手至头，长五尺，五六三丈。手之六阴，从手至胸，长三尺五寸，三六一丈八尺，五六三尺，合二丈一尺。足之六阳，从足上至头，八尺，六八四丈八尺。足之六阴，从足至胸中，六尺五寸，六六三丈六尺，五六三尺，合三丈九尺。跷脉从足至目，七尺五寸，二七一丈四尺，二五一尺，合一丈五尺。督脉、任脉，各四尺五寸，二四八尺，二五一尺，合九尺。凡都合一十六丈二尺，此气之大经隧也。

隧，道也。

五脏常内阅于上七窍也，故肺气通于鼻，肺和则鼻能知香臭矣。心气通于舌，心和则舌能知五味矣。肝气通于目，肝和则目能辨五色矣。脾气通于口，脾和则口能知五谷矣。肾气通于耳，肾和则耳能闻五音矣。五脏不和，则七窍不通，六腑不和，则留结为痈。故邪在腑则阳脉不和，阳脉不和则气留之，气留之则阳气盛矣。阳气太盛则阴脉不和，阴脉不和则血留之，血留之则阴气盛矣。阴气太盛，则阳气不能荣也，故曰关。阳气太盛，则阴气弗能荣也，故曰格。阴阳俱盛，不得相荣，故曰关格。关格者，不得尽期而死也。

此与《终始》《禁服》关格义同。

黄帝曰：气独行五脏，不荣六腑，何也？岐伯曰：气之不得无行也，如水之流，如日月之行不休，故阴脉荣其脏，阳脉荣其腑，如环之无端，莫如其纪，终而复始。其流溢之气，内溉脏腑，外濡腠理。

帝因五脏开窍五官，而疑经脉独荣五脏，不荣六腑。其实阴脉荣其脏，阳脉荣其腑，两不偏也。

黄帝曰：跷脉安起安止，何气荣水①？岐伯答曰：跷脉者，少阴之别，起于然骨之后，上内踝之上，直上循阴股，入阴，上循胸里，入缺盆，上出人迎之前，入頄，属目内眦，合于太阳，阳跷而上行。气并相还则为濡目，气不荣则目不合。

阴跷者，足少阴之别，起于少阴之照海，别少阴而上行，交足太阳之睛明。阳跷者，足太阳之别，起于太阳之申脉，别太阳而上行，亦交于足太阳之睛明。

黄帝曰：跷脉有阴阳，何脉当其数？岐伯答曰：男子数其阳，女子数其阴，当数者为经，其不当数者为络也。

跷脉有阴阳，左右四脉，而脉度中止有二跷，此以何脉当其数？盖男子数其阳跷，女子数其阴跷，其当数者经脉，不当数者为络脉也。

五十营三十三

黄帝曰：余愿闻五十营奈何？岐伯答曰：天周二十八宿，宿三十六分，天气行一周，千八分。日行二十八宿，人经脉上下、左右、前后二十八脉，周身十六丈二尺，以应二十八宿，漏水下

---

① 水：《黄帝内经太素校注》作"此"。

百刻，以分昼夜。故①人一呼，脉再动，气行三寸；一吸，脉亦再动，气行三寸；呼吸定息②，气行六寸。十息，气行六尺，日行二分。二百七十息，气行十六丈二尺，气行交通于中，一周于身，下水二刻，日行二十五分。所谓交通者，并行一数也。

二十八脉，十二经脉，左右二十四脉，合任、督、二跷，共二十八脉。周身十六丈二尺，数详《脉度》《经脉》。二刻，一周。气行交通于中，所谓交通者，诸经并行一周之数也。

五百四十息，气行再周③于身，下水四刻，日行四十分。二千七百息，气行十周于身，下水二十刻，日行五宿二十分。一万三千五百息，气行五十营于身，水下百刻。日行二十八宿，漏水皆尽，脉终矣。凡行八百一十丈也，故五十营备得尽天地之寿矣。

五十营备与天度符合，故得尽天地之寿。

一日一夜五十营，以营五脏之精，不应数者，名曰狂生。所谓五十营者，五脏皆受气。持其脉口，数其至也，五十动而不一代者，五脏皆受气；四十动一代者，一脏无气；三十动一代者，二脏无气；二十动一代者，三脏无气；十动一代者，四脏无气；不满十动一代者，五脏无气。予之短期，要在《终始》。所谓五十动而不一代者，以为常也，以知五脏之期。予之短期者，乍数乍疏也。（此段旧误在《根结》）

狂生，其生不长也。《终始》，本经篇名。

营气三十四

黄帝曰：营气之道，内谷为宝。谷入于胃，乃传之肺，流溢

---

① 故：原无，据《灵枢·五十营》加。
② 息：一呼一吸谓一息。
③ 周：之前原有"动"，据《灵枢·五十营》删。

于中，布散于外，精专者，行于经隧，常营无已，终而复始，是谓天地之纪。

营卫者，经络之气血，气行脉外曰卫，血行脉中曰营。营卫二气，皆水谷所化，故营气之道，以内谷为宝（营气，血脉中之气也）。谷入于胃，消化于脾，脾气散精，乃传之于肺。肺主气，气化津，津则流溢于中，气则布散于外。慓悍者，行于脉外，是为卫气。精专者，行于经隧，是谓营气（地道曰隧，《左传》曰：晋侯请隧。《注》：隧为地道，以葬也。经隧，经中之道也），常营无已（营，行也。《诗》：营营青蝇。注：营营，往来貌），终而复始，是谓天地之纪也。

故气从手太阴出，注手阳明。上行注足阳明，下行至跗上，注大指间，与足太阴合①。上行抵脾。

营气从手太阴肺经出，注手阳明大肠经，上行注足阳明胃经，下行至跗上，与足太阴脾经相合，上行抵脾。手之三阴，自胸走手，交手三阳；手之三阳，自手走头，交足三阳；足之三阳，自头走足，交足三阴；足之三阴，自足走胸，交手三阴。营气之行度如此。手太阴传于手阳明，足阳明传于足太阴，是太阴、阳明之行度也。

从脾注心中，循手少阴，出腋，下臂，注小指，合手太阳。行乘腋，出顊内，注目内眦，上颠，下项，合足太阳。循脊，下尻，下行注小指之端，循足心，注足少阴，上行注肾。

从脾注心中，循手少阴心经，出腋，下臂，注于小指，合于手太阳小肠经，上行乘腋，出顊内（目下曰顊），注目内眦（足太阳之睛明），上颠，下项，合于足太阳膀胱经，循脊，下尻（尾骶），下行注小指之端，循足心，注足少阴肾经，上行注肾。手少

---

① 合：阴阳、表里、手足、上下之经交接处均称为合。

阴传于手太阳，足太阳传于足少阴。是少阴、太阳之行度也。

从肾注心，外散于胸中，循心主脉，出腋，下臂，出两筋之间，入掌中，出中指之端，还注小指次指之端，合手少阳。上行注膻中，散于三焦，从三焦注胆，出胁，注足少阳，下行至跗上，复从跗，注大指间，合足厥阴。上行至肝。

从肾注心，外散于胸中，循手厥阴心主脉，出腋，下臂，出于两筋之间，入掌中，出中指之端，还注小指次指之端，合于手少阳三焦经，上行注膻中，散于三焦，从三焦至于胆，出胁，注于足少阳胆经，下行至跗上，复从跗上注大指间，合于足厥阴肝经，上行至肝。手厥阴传于手少阳①，足少阳传于足厥阴。此厥阴、少阳之行度也。

从肝上注肺，上循喉咙，入颃颡之窍，究于畜门。其支别者，上额，循颠，下项中，循脊，入骶，是督脉也。络阴器，上过毛中，入脐中，上循腹里，入缺盆，下注肺中。复出手太阴。此营气之所行也，逆顺之常也。

从肝上注肺，上循喉咙，入颃颡之窍，究于畜门（究，竟也。畜门，喉上通鼻之门也）。其支别者，上额，循颠，下项中，循脊骨，入尾骶，是督脉也，由尾骶入，前行，络阴器，上过毛中，入脐中，上循腹里，入于缺盆，是任脉也。自缺盆，下注肺中，复出于手太阴。此营气之所行也，是经脉逆顺之常也。

卫气行三十五

黄帝问于伯高曰：愿闻卫气之行，出入之合何如？伯高曰：岁十有二月，日十有二辰，子午为经，卯酉为纬。天周二十八宿，

---

① 手少阳：原为"手太阳"，据十二经流注次序改。

而一面七星，四七二十八星，房昂为纬，虚张为经。房至毕为阳，昂至心为阴。阳主昼，阴主夜。卫气之行，一日一夜五十周于身，日行于阳二十五周，夜行于阴二十五周，周于五脏。

十二辰，十二支也。定而不移者为经，动而不居者为纬。子午，南北二极，不动为经，日月五星，自卯而升，自酉而降，往来如织，是以为纬。天周二十八宿，而一面七星，角、亢、氐、房、心、尾、箕七星在东，斗、牛、女、虚、危、室、壁七星在北，奎、娄、胃、昴、毕、觜、参七星在西，井、鬼、柳、星、张、翼、轸七星在南，四七共二十八星，房昂东西为纬，虚张南北为经。房至毕，十四宿，位在卯、辰、巳、午、未、申，为阳；昂至心，十四宿，位在酉、戌、亥、子、丑、寅，为阴。阳主昼，阴主夜。卫气之行，一日一夜五十周于身，日行于阳二十五周，周于六经（六阳之经）。夜行于阴二十五周，周于五脏。

是故平旦阴尽，阳气出于目，目张则气上行于头，循项下足太阳，循背下至小指之端。

平旦阴尽，阳气出于目内眦之睛明，人醒目张，则阳气上行于头，循项下足太阳经，循背下至小指之端，此卫气之行于足太阳也。

其散者，别于目内眦，下手太阳，下至小指之间外侧。

此卫气之行于手太阳也。

其散者，至于目锐眦，下足少阳，注小指次指之间。

此卫气之行于足少阳也。

以上循手少阳之分侧，下至小指次指之间。

此卫气之行于手少阳也。

别者，以上至耳前，合于颔脉，注足阳明，以下行至跗上，入中指之间。

颔脉，足阳明脉之行于面者。此卫气之行于足阳明也。

其散者，从耳下下手阳明，入大指次指之间，入掌中。

此卫气之行于手阳明也。

其至于足也，入足心，出内踝，下行阴分，复合于目，为一周。

其至于足也，入足心，出内踝，下行阴分，复合于目，自足少阴之涌泉而循少阴之经，交足太阳之睛明也，是为一周（卫气至足，入足心，由足少阴而交足太阳。至手，入掌中，亦当由手少阴而交手太阳也）。

是故日行一舍，人气一周与十分身之八；日行二舍，人气行三周于身与十分身之六；日行三舍，人气行于身五周与十分身之四；日行四舍，人气行于身七周与十分身之二；日行五舍，人气行于身九周；日行六舍，人气行于身十周与十分身之八；日行七舍，人气行于身十二周与十分身之六；日行十四舍，人气二十五周于身有奇分与十分身之二。阳尽于阴，阴受气矣。

一宿为一舍，二十八宿，昼夜周天，二十八舍（舍者，日月五星之所舍也）。卫气昼夜周天五十度，日行昼夜周天二十八舍，计日行一舍，卫气当行一周与十分身之七分八厘五毫有奇，日十分身之八者，举其大数也。日行七舍，人气①当行十二周与十分身之四分九厘有奇，日十分身之六者，亦举其大数也。日行十四舍，自房至毕，为一昼，人气当行二十五周与十分身之二，二者，其奇分也。

其始入于阴，常从足少阴注②于肾，肾注于心，心注于肺，肺注于肝，肝注于脾，脾复注于肾，为一周。是故夜行一舍，人气行于阴脏一周与十分脏之八，亦如阳行之③二十五周，而复合于目。阴阳一日一夜，合有奇分十分身之四，与十分脏之二。人之所以卧起之时有早晏者，奇分不尽故也。

---

① 气：原为"身"，据原文"日行七舍，人气行于身十二周与十分身之六"改。
② 注：原为"入"，据《灵枢·卫气行》改。
③ 之：原无，据《灵枢·卫气行》补。

其入于阴，常从足少阴之经而注于肾，肾注于心，心注于肺，肺注于肝，肝注于脾，脾复注于肾，是为一周（以传其所胜为次序）。是故夜行一舍，人气行于阴脏一周与十分脏之八；夜行十四舍，人气行于阴脏二十五周与十分脏之二，亦如阳行之二十五周，而复合于目，交于足太阳之晴明。阴阳一日一夜，合有奇分十分身之二与十分脏之二，总而计之，是十分身之四也。所以人之卧起之时有早晏之不同者，奇分之零数不尽故也。

黄帝曰：卫气之在于身也，上下往来不以期，候气而刺之，奈何？伯高曰：分有多少，日有长短，春秋冬夏，各有分理，常以平旦为纪，以夜尽为始。是故一日一夜，水下百刻，二十五刻者，半日之度也，常如是而毋已，日入而止，随日之长短，各以为纪而刺之。谨候其时，病可与期，失时反候，百病不治。故曰，刺实者，刺其来也；刺虚者，刺其去也。此言气存亡之时，以候虚实而刺之。是故谨候气之所在而刺之，是谓逢时。病在于三阳，必候其气在阳分而刺之；病在于三阴，必候其气在阴分而刺之。

春分以后，昼多夜少，昼长夜短；秋分以后，昼少夜多，昼短夜长，是分有多少，日有长短也。由二分以合二至，春秋冬夏，各有一定之分理。常以平旦为一日之纲纪，以夜尽为平旦之始初。一日一夜，水下百刻，二十五刻者，半日之度也，漏水续下，常如是毋已，以至日入而止。随其日之长短，各以为纪，测其在何经络而刺之。谨候其时，病可与之相齐，失时反候，则百病不治。故曰：刺实者，刺其来也，迎其气至而泻之也；刺虚者，刺其去也，随其气往而补之也。此言经气存亡之时，以候其虚实而刺之也。是故谨候气之所在而刺之，是谓逢时。大凡病在于三阳，必候其气在阳分而刺之；病在于三阴，必候其气在阴分①而刺之，此定法也。

---

① 分：原在"而"之后，据文义移。

水下一刻，人气在太阳；水下二刻，人气在少阳；水下三刻，人气在阳明；水下四刻，人气在阴分。

卫气一周。

水下五刻，人气在太阳；水下六刻，人气在少阳；水下七刻，人气在阳明；水下八刻，人气在阴分。

卫气二周。

水下九刻，人气在太阳；水下十刻，人气在少阳；水下十一刻，人气在阳明；水下十二刻，人气在阴分。

卫气三周。

水下十三刻，人气在太阳；水下十四刻，人气在少阳；水下十五刻，人气在阳明；水下十六刻，人气在阴分。

卫气四周。

水下十七刻，人气在太阳；水下十八刻，人气在少阳；水下十九刻，人气在阳明；水下二十刻，人气在阴分。

卫气五周。

水下二十一刻，人气在太阳；水下二十二刻，人气在少阳；水下二十三刻，人气在阳明；水下二十四刻，人气在阴分。

卫气六周。

水下二十五刻，人气在太阳，此半日之度也。

卫气二刻一周，半日二十五度，应行十二周半，此仅六周，一周四刻，于数未合。

从房至毕一十四舍，水下五十刻，日行半度，回行一舍，水下三刻与七分刻之四。《大要》曰：常以日之加于宿上也，人气在太阳，是故日行一舍，人气行三阳与阴分。常如是毋已，天与地同纪，纷纷盼盼①，终而复始，一日一夜，水下百刻而终矣。

----

① 纷纷盼盼：纷纷，纷乱的样子；盼盼：有条理的样子。纷纷盼盼：在纷乱之中有条理，即经气、经脉运行有序。

（盼字讹，旧注音葩，曰本原作芸）

回，运回也。日行一舍，计水下三刻与七分刻之四。《大要》曰：常以日之加于宿上也（以日行之数加于宿度之上），分而推之，因知人气之在太阳。是故日行一舍，人气行三阳与阴分，一周于身而零十分之八。常如是毋已，天与地同此纪度，纷纷盼盼，终而复始。日夜一周，水下百刻，而五十度之数尽矣。

卫气失常三十六

黄帝曰：余闻刺有三变，何谓三变？伯高曰：有刺营者，有刺卫者，有刺寒痹之留经者。

黄帝曰：刺三变者，奈何？伯高曰：刺营者出血，刺卫者出气，刺寒痹者内热。

黄帝曰：营、卫、寒痹之为病，奈何？伯高答曰：营之生病也，寒热少气，血上下行；卫之生病也，气痛时来时去，怫忾贲响，风寒客于肠胃之中；寒痹之为病也，留而不去，时痛而皮不仁。（此段旧误在《寿夭刚柔》）

怫忾，气郁而不畅也。贲响，奔冲而鸣转也。

黄帝曰：卫气之留于腹中，蓄积不行①，苑蕴不得常所②，使人支胁，胃中满，喘呼逆息者，何以去之？伯高曰：其气积于胸中者，上取之；积于腹中者，下取之；上下皆满者，旁取之。

黄帝曰：取之奈何？伯高答曰：积于上者，泻人迎、天突、喉中；积于下者，泻三里与气街；上下皆满者，上下取之，与季胁之下一寸。重者，鸡足取之。诊视其脉大而弦急，及绝不至者，及腹皮急甚者，不可刺也。

---

① 蓄积不行：卫气的运行受到牵制、郁积而不能畅通。
② 苑蕴不得常所：卫气因为郁结不能运行到应该到达的部位。

卫气之留于腹者，蓄积不行，苑蕴不得常所，支胁，胃满，喘呼逆息，即卫之生病。气痛时来时去，怫忾贲响，风寒客于肠胃之中也。帝复述其义，而辞不同耳。人迎，足阳明穴。天突、喉中，任脉穴（喉中，即廉泉也）。三里、气街，足阳明穴。季胁之下一寸，足厥阴之章门也。鸡足取之，攒刺其处，参布如鸡足也。

黄帝曰：刺寒痹内热，奈何？伯高答曰：刺布衣者，以药熨、火焠之；刺大人者，以药熨之。

黄帝曰：药熨奈何？伯高答曰：用醇酒二十斤，蜀椒一升，干姜一斤，桂心一斤。凡四种，皆㕮咀，渍酒中，用绵絮一斤，细白布四丈，并入酒内，置酒马矢煴中，盖封涂，勿使泄。五日五夜，出布绵絮，曝干之，干复渍，以尽其汁。每渍必晬其日，乃出干。干，并用滓与绵絮，复布为复巾，长六七尺，为六七巾。用生桑炭炙巾，以熨寒痹所刺之处，令热入至于病所，寒复炙巾以熨之，三十遍而止。汗出以巾拭身，亦三十遍止。起步内中，无见风。每刺必熨，如此病已矣。此所谓内热也。（此段旧误在《寿夭刚柔》）

马矢煴中，马粪火中煨之也。晬日，周日也。生桑炭炙巾者，桑炭能去风寒湿痹也。令热入至于病所，汗出寒消，则痹通矣。内热，内寒化而为内热也。

营卫生会三十七

黄帝问于岐伯曰：人焉受气，阴阳焉会，何气为营，何气为卫，营安从生，卫于焉会，老壮不同气，阴阳异位，愿闻其会。岐伯答曰：人受气于谷，谷入于胃，以传于肺，五脏六腑皆以受气，其清者为营，浊者为卫。营在脉中，卫在脉外，营周不休，五十而复大会，阴阳相贯，如环无端。卫气行于阴二十五度，行于阳二十五度，分为昼夜，气至阳而起，至阴而止。故曰，日中为阳陇①，为重阳；夜半为阴陇，为重阴。太阴主内，太阳主外，各行二十五度，分为昼夜。夜半为阴陇，夜半后而阴衰，平旦阴尽而阳受气矣。日中为阳陇，日西而阳衰，日入阳尽而阴受气矣。夜半而大会，万民皆卧，命曰合阴。平旦阴尽而阳受气，如是无已，与天地同纪。

陇，盛也，与隆同。太阴，三阴之长，故主内。太阳，三阳之长，故主外。夜半而大会，万民皆卧，卫气大会于五脏，阳入之阴则静，故万民皆卧。纯阴主事，故命曰合阴。

黄帝曰：营卫之行也，上下相贯，如环之无端。今有其卒然遇邪气，及逢大寒，手足懈惰，其脉阴阳之道，相输之会，行相失也，气何由还？岐伯曰：夫四末阴阳之会者，此气之大络也。四街者，气之径路也。故络绝则径通②，四末解则气从合，相输如环。

黄帝曰：善！此所谓如环无端，莫知其纪，终而复始。此之谓也。

四末阴阳之会者，此气之大络也，大络十五，皆自本经而走其所合（表里相合），是阴阳之所会也（义详《经别》）。街，衢也。四街者，气之径路，是四肢经气之所通达也。四末解则气从合，合者，诸经之所合，如十二经之合穴也（此段旧误在《动输》）。

黄帝曰：老人之不夜瞑者，何气使然？少壮之不昼瞑者，何气使然？岐伯答曰：壮者之气血盛，其肌肉滑，气道通，营卫之行，不失其常，故昼精而夜瞑。老者之气血衰，其肌肉枯，气道

---

① 陇：同"隆"，隆盛。
② 络绝则径通：经络运行于全身，遇到邪气会出现郁结的状态，但彼绝此通，经络之间有代偿的功能，故仍能正常运行。

涩，五脏之气相搏，其营气衰少而卫气内伐，故昼不精，夜不瞑。

五脏之气相搏，脏气失常，彼此相争，鼓搏不宁也。卫气内伐，阳根伐削，卫气夜失收藏而昼不生长，是以寤寐反常也。

黄帝曰：愿闻营卫之所行，皆何道从来？岐伯曰：营出于中焦，卫出于下焦。

黄帝曰：愿闻三焦之所出。岐伯答曰：上焦出于胃上口，并咽，以上贯膈而布胸中，走腋，循太阴之分而行，还至阳明，上至舌，下足阳明。常与营俱行于阳二十五度，行于阴亦二十五度，一周也。故五十度而复大会于手太阴矣。

营出于中焦，中焦受气取汁，变化而赤，是谓血也（《决气》语）。卫出于下焦，阳根于下也。卫出下焦，而中焦受谷，泌糟粕，蒸津液，出其精微，上注于肺，化而为血，以奉生身，则营亦出于上焦也。其实营卫皆出于中焦，无非水谷之所化也。上焦出于胃之上口，并咽喉，以上贯胸膈而布胸中，此上焦之部，宗气之所在也。其旁行者，外走两腋，循手太阴肺经之分而行，还至手阳明经，上至于舌，下交足阳明经，常与营气俱行于阳二十五度，行于阴亦二十五度，此昼夜之一周也。故五十度毕，明旦寅时而复大会于手太阴矣。以营气者，宗气之行于经脉者也，宗气位居上焦，故与营气俱行也。

黄帝曰：愿闻中焦之所出。岐伯答曰：中焦亦并胃中，出上焦之后，此所受气者，泌糟粕，蒸津液，化其精微，上注于肺脉，乃化而为血，以奉生身，莫贵乎此。故独得行于经隧，命曰营气。

中焦亦并胃中，出于上焦之后（后，下也），此中焦之部，中脘之分也。此所受于中宫之气者，泌其糟粕（泌，分也。泌糟粕者，犹酒既酿熟，与糟粕分别之也），蒸为津液，出其精微，上注于肺脉，化而为血，以奉生身，莫贵乎此。所谓中焦受气取汁，变化而赤，是谓血也，故独得行于经隧之中，命曰营气。

黄帝曰：夫血之与气，异名同类，何谓也？岐伯答曰：营卫者，精气也；血者，神气也。血之与气，异名同类焉。故夺血者无汗，夺汗者无血，人生有两死而无两生。

营化于谷精，卫化于谷气，营卫者，人之精气也。血藏魂，魂生神，神者，血中温气所化也。温气西行，肺金收之，温变为凉，化成肺气。气盛于肺，而究其根本，实原于血，是血者，人之神气所由来也。攻血温而升则化气，气清而降则化血，血之与气，其名虽异，其类本同。汗者，卫气之蒸泄，而亦营气所酝酿，是以夺血者无发其汗，夺汗者无出其血。汗脱亦死，血脱亦死，人生有两死而无两生也。

黄帝曰：愿闻下焦之所出。岐伯答曰：下焦者，别回肠，注于膀胱，而渗入焉。故水谷者，常并居于胃中，成糟粕，而俱下于小肠，而成下焦。渗而俱下，济泌别汁，循下焦而渗入①于膀胱焉。

下焦者，州都之会，水别回肠，注于膀胱，而渗入焉。此下焦之部，州都之会所也，故水谷者，常并居于胃中，既成糟粕，俱下于小肠，而成下焦。水谷齐下，谷滓传于大肠，水滓别于大肠，渗而俱下，济泌别汁（济，齐，泌分也，言水谷自此齐分而别汁也），循下焦而渗入膀胱焉。

黄帝曰：人饮酒，酒亦入胃，谷未熟而小便独先下，何也？岐伯答曰：酒者，熟谷之液也，其气悍以清，故后谷而入，先谷而液出也。

酒者，熟谷之津液也，其气悍以清，较之谷尤为易化，故后谷而入，先谷而出也。

黄帝曰：人有热，饮食下胃，其气未定，汗则出，或出于面，

---

① 渗入：原为"入渗"，据《灵枢·营卫生会》改。

或出于背，或出于身半，其不循卫气之道而出，何也？岐伯曰：此外伤于风，内开腠理，毛蒸理泄，卫气走之。此气慓悍滑疾，见开而出，故不得从其道，命曰漏泄。

风性疏泄，外伤于风，内开腠理，毛蒸理泄，卫气因而走之。此气慓悍滑疾，见其窍开，顺流而出，故不得从其隧道，命曰漏泄。

黄帝曰：善！余闻上焦如雾，中焦如沤，下焦如渎。此之谓也。

上焦如雾，气盛于上也。下焦如渎，水盛于下也。中焦如沤，气水之交，水欲化气，气欲化水，泡波起灭，象如水沤也。

神气

本神三十八

黄帝问于岐伯曰：凡刺之法，必先本于神。血、脉、营、气、精、神，此五脏之所藏也，至其淫泆离脏，则精神散失、魂魄飞扬、志意恍乱、智虑去身者，何因而然乎？天之罪欤？人之过乎？何谓德、气、生、精、神、魂①、魄、心、意、志、思、智、虑？请问其故。

精、神、魂、魄、意，是谓五神。本于神者，本于五神也。

岐伯答曰：天之在我者德也，地之在我者气也，德流气薄而生者也。故生之来谓之精，两精相抟谓之神，随神往来者谓之魂，并精出入者谓之魄。所以任物者谓之心，心有所忆谓之意，意之所存谓之

---

① 魂：原为"魄"，据《灵枢·本神》改。

志，因志而存变谓之思，因思而远谋谓之虑，因虑而处物谓之智。

　　人秉天地之中气而生，天之在我者，五行之德也，地之在我者，五行之气也。王神者，德流于上，气薄于下而生者也。精者，生化之始基也，故生之方来，谓之精。人身形象之根源，神气之室宅也。而阴阳之理，本自互生，其所以化精者，以其中有神也。此神之来，不在精后，当其男女交时，两精相抟，凝此一段祖气，清虚灵妙，是谓之神。神者，阳气之灵者也，而究其由来，实化于魂。魂以半阳而化纯阳，则神发焉，故随神①往来者谓之魂。精者，阴液之粹者也，而究其根本，实生于魄。魄以半阴而生纯阴，则精盈焉，故并精出入者，谓之魄。神藏于心，众理皆备，所以载任万物者，谓之心。心有所忆念，谓之意。意之所存注，谓之志。因志而存其变化，谓之思。因思而加以远谋，谓之虑。因虑而善于处物，谓之智也。

　　肝藏血，血舍魂，肝气虚则恐，实则怒。心藏脉，脉舍神，心气虚则悲，实则笑不休。脾藏营，营舍意，脾气虚则四肢不用，五脏不安，实则腹胀，泾溲不利。肺藏气，气舍魄，肺气虚则鼻塞不利，少气，实则喘喝、胸盈、仰息。肾藏精，精舍志，肾气虚则厥，实则胀，五脏不安。必审五脏之病形，以知其气之虚实，谨而调之也。

　　肝藏血，血舍魂（魂以血为宅舍也）。魂者，血中之温气所化，神之母也。肝木主怒，生于肾水，肾水主恐，肝气虚则生意不遂，陷于肾水而为恐；实则生气勃发而为怒，怒者，生气虽旺，而未能茂长也。心藏脉，脉舍神。神者，脉中之阳灵，魂之子也。肺金主悲，克于心火，心火主笑，心气虚则长令不遂，侮于肺金而为悲；实则长令畅茂而笑不休，笑者，阳气升达而心神酣适也。脾藏营，

_____

① 　神：原无，据《灵枢·本神》经文"随神往来者谓之魂"补。

营舍意，营血虽藏于肝，而实化于脾。肾水温升，则生肝血，而非脾土左旋，则水不温升，故脾主藏营（营者，脉中之血）。神藏于心，志藏于肾，意者，神志之中气也。以水火交济，全赖二土，水升火降，会于中宫，神志相感，则化而为意。脾主四肢，四肢之动转者，意使之也，脾气虚则中气不运，四肢失秉，故废而不用。土者，四维之母，母病子馁，故五脏不安。脾为太阴湿土，实则湿旺土郁而腹胀。肝为风木，主疏泄水道，土湿木遏，升气不达，则疏泄失政，故泾溲不利（小便淋涩）。肺藏气，气舍魄，魄者，气中之清汁所结，精之父也。肺窍于鼻，宗气统焉，肺气虚则鼻塞不利而少气，实则宗气郁满，喘喝不宁，胸盈而仰息。肾藏精，精舍志，志者，精中之阴灵，魄之子也。肾主蛰藏，肾气虚则阳根升泄，寒水上逆而为厥（四肢寒冷，昏愦无知）；实则水旺土湿，腹满作胀，寒水侮土，四维皆病，故五脏不安。五脏虚实，化生诸病，必审五脏之病形，以知其气之虚实，谨而调剂之也。

故智者之养生①也，必顺四时而适寒暑，和喜怒而安居处，节阴阳而调刚柔，如是则邪僻②不至，长生久视。

智者养生，五神和平，不实不虚，故病去而年永。

是故怵惕思虑者则伤神，神伤则恐惧流淫而不止。因悲哀动中者，竭绝而失生。盛怒者，迷惑而不治。喜乐者，神惮散而不藏。恐惧者，神荡惮而不收。忧愁者，气闭塞而不行。

悲哀伤肺，肺金刑克肝木，故木气竭绝而失生。盛怒伤肝，肝胆同气，甲木刑克戊土，胃气上逆，神魂失归，故心君迷惑而不治。肺金主敛，肾水主藏，喜乐伤心，君火升泄，故神明惮散

---

① 智者之养生：养生的基本原则。《类经·本神》注云："此言四时也、寒暑也、喜怒也、居处也，皆明显易晓；惟节阴阳调刚柔二句，其义最精，其用最博，凡食息起居、病治脉药，皆有最切于此而不可忽者。"

② 邪僻：四时不正之气，即邪气。

而不藏。恐惧伤肾，水旺金浮，肺气失根，收敛不行，故神志荡惮而不收。愁忧伤脾，中气不运，故土气闭塞而不行，脾为四脏之母，病则不能行气于四旁故也。

心怵惕思虑则伤神，神伤则恐惧自失，破䐃脱肉，毛悴色夭，死于冬。

恐惧自失，水胜火也。脾主肉，破䐃脱肉，火死土败也。肺主皮毛，毛悴，肺金败也。肝主色，色夭，肝木败也。死于冬，水灭火也。

肺喜乐无极则伤魄，魄伤则狂，狂者意不存人，皮革焦，毛悴色夭，死于夏。

死于夏，火刑金也。

肝悲哀①动中则伤魂，魂伤则狂妄②不精，不精则不正，当人阴缩而筋挛，两胁骨不举，毛悴色夭，死于秋。

肝主筋，前阴，宗筋之聚，脉循阴器而行两胁，故阴缩而筋挛，两胁骨不举。死于秋，金克木也。

脾盛怒而不解则伤意，意伤则悗乱，四肢不举，毛悴色夭，死于春。（悗，音冈）

死于春，木贼土也。

肾忧愁而不止则伤志，志伤则喜忘其前言，腰脊不可以俯仰、屈伸，毛悴色夭，死于季夏。恐惧而不解则伤精，精伤则骨酸痿厥，精时自下。

肾水失藏，故喜忘。其位在腰，其脉贯脊，故腰脊不可俯仰、屈伸。死于季夏，土刑水也。精伤髓败，故不能养骨而生乙木，骨枯木陷，故酸软而痿厥。蜇藏失政，风木陷泄，故精时自下。

是故五脏主藏精者也，不可伤，伤则失守而阴虚，阴虚则无

---

① 哀：原为"伤"，据《灵枢·本神》改。
② 妄：《灵枢·本神》为"忘"。

气，无气则死矣。是故用针者，察观病人之态，以知精神魂魄之存亡、得失之意。五者以伤，针不可治之也。

阳气根于阴精，阴虚则阳根散乱而无气，无气则人死矣。

决气三十九

黄帝曰：余闻人有精、气①、津、液、血、脉，余意以为一气耳，今乃辨为六名，余不知其所以然？岐伯曰：两神相抟，合而成形，常先身生，是谓精。

男女交感，两神相抟，合而成形，化生一滴神水，常先此身而生，以立官骸之基，是谓精。阴者，阳之宅也。胎之初生，先结祖气，祖气在中，含抱阴阳。阳升则化火，阴降则化水，火旺则神发，水旺则精凝。神根于精，故精暖而不驰走，精根于神，故神清而不飞扬。精神俱先身生，实阳倡而阴随，非阴先而阳后也。

何谓气？岐伯曰：上焦开发，宣五谷味，熏肤、充身、泽毛，若雾露之溉，是谓气。

脾肺同经而共气（脾肺皆为太阴，是谓同经。肺以辛金而化湿土，是谓同气），水谷消化，脾气散精，上归于肺，肺居上焦，宗气统之。上焦开发，宣五谷之味，熏于皮肤，充于周身，泽于毛发，若雾露之滋溉，是谓气。脾主五味，肺主五气，五气者，五味之所化，所谓土生金也。物之润泽，莫过于气，气如雾露，氤氲洒扬，化而为水，故熏泽皮肉，充灌筋骨，不病枯槁。所谓上焦如雾者，是下焦如渎之上②源也。

何谓津？岐伯曰：腠理发泄，汗出溱溱，是谓津。

溱溱，涣然流漓之象。

---

① 气：原为"神"，据《灵枢·决气》改。

② 上：原为"下"，据上中下三焦功能和医理改。

何谓液？岐伯曰：谷入气满，淖泽注于骨，骨属屈伸滑泽，补益脑髓，皮肤润泽，是谓液。

气降则生水，谷入气满，化为淖泽，注于骨节，骨节联属之处，屈伸滑泽，因以补益脑髓，润泽皮肤，是谓液。津属阳在外者，液属阴在内者也。

何谓血？岐伯曰：中焦受气取汁，变化而赤，是谓血。

中焦脾土，受谷气而化阴汁，是谓脾精。取此阴汁，输之于肝经，木中火胎，温养熏蒸，变化而赤，是谓血也。

何谓脉？岐伯曰：壅遏营气，令无所避，是谓脉。

血行脉中，故不流溢。

黄帝曰：六气者，有会不足，精气之多少，脑髓之虚实，血脉之清浊，何以知之？岐伯曰：精脱者，耳聋；气脱者，目不明；津脱者，腠理开，汗大泄；液脱者，骨属屈伸不利，色夭，脑髓消，胫痠，耳数鸣；血脱者，色白，夭然不泽；脉脱者，其脉空虚，此其候也。（痠，音酸）

肾窍于耳，精脱则阳根下拔，浊气升塞，是以耳聋。气化于金，其性收敛，气脱则收敛失政，阳光散乱，故目不明。

黄帝曰：六气者，贵贱何如？岐伯曰：六气者，各有部主也，其贵贱善恶，可为常主，然五谷与胃为大海也。

当令为贵，退气为贱。守正则善，化邪则恶，虽有贵贱善恶，实皆可为常主（经常之主气），各当其部，不可少也。然六气皆化于土，五谷与胃，为其大海。六气者，大海之支流耳。

津液五别四十（旧本讹作《五癃津液别》，取本篇此《津液五别》语正之）

黄帝问于岐伯曰：水谷入于口，输于肠胃，并液别为五，天寒衣薄则为尿与气，天热衣厚则为汗，悲哀气并则为泣，中热胃缓则为唾。邪气内逆，则气为之闭塞而不行，不行则为水胀，余知其然也，不知其何由生？愿闻其道。岐伯曰：水谷皆入于口，其味有五，各注其海。津液各走其道，故三焦出气，以温肌肉，充皮肤，为津；其留而不行者，为液。天暑衣厚则腠理开，故汗出；寒留于分肉之间，聚沫则为痛。天寒则腠理闭，气湿不行，水下流于膀胱，则为尿与气。五脏六腑，心为之主，耳为之听，目为之候，肺为之相，肝为之将，脾为之卫，肾为之主外。故五脏六腑之津液，尽上渗于目，心悲气并则心系急，心系急则肺举，肺举则液上溢。夫心系与肺，不能常举，乍上乍下，故咳而泣出矣。中热则胃中消谷，消谷则虫上下作，肠胃充郭故胃缓，胃缓则气逆，故唾出。五谷之津液，和合而为膏者，内渗入于骨空，补益脑髓，而下流于阴股。阴阳不和，则使液溢而下流于阴，髓液皆减而下，下过度则虚，虚故腰背痛而胫痠。阴阳气道不通，四海闭塞，三焦不泻，津液不化，水谷并行肠胃之中，别于回肠，留于下焦，不得渗膀胱则下焦胀，水溢则为水胀。此津液五别之逆顺也。

尿、汗、泣、唾、水，是为五液。三焦出气，以温肌肉、充皮肤，随气化而流行者则为津，其留而不行者则为液。天暑衣厚则腠理开，故液泄而为汗。寒闭皮毛，液不得泄，留于分肉之间，聚而为沫则为痛。天寒表闭，气湿不得外行，水下流于膀胱则为尿。心悲气并，系急肺举，液上溢于目则为泣。中热消谷，胃缓气逆则为唾。水之下行，有精有粗，精者化而为精液，粗者化而为溲尿。精液宜藏，而水尿宜泄。精液者，渗骨空而益脑髓，下流阴股，以注膝胫。阴阳不和，精液溢泄，下流阴窍，髓液皆减，下甚则虚，以故腰背痛而膝胫痠，此精液之不藏者也。溲尿者，渗膀胱，以成川渎，下流尿孔，以泄水湿。阴阳不通，四海闭塞，三焦不泻，津①液不化，水流下焦，而不渗膀胱则为鼓胀，水溢经络则为水胀，此水尿之不泄者也。此津②液五别之或逆或顺也。脾为之卫，脾主肌肉，以为护卫也。肾为之主外，肾主骨骼，以为外坚也。

①② 津：原为"精"，据篇名"五癃津液别""津液五别"和医理改。

卷 六

藏象

海论 四十一

黄帝问于岐伯曰：余闻刺法于夫子，夫子之所言，不离于营卫血气。夫十二经脉者，内属于腑脏，外络于肢节，夫子乃合之于四海乎？岐伯答曰：人亦有四海、十二经水。经水者，皆注于海，海有东西南北，命曰四海。

黄帝曰：以人应之奈何？岐伯曰：人有髓海，有血海，有气海，有水谷之海，凡此四者，以应四海也。

黄帝曰：远乎哉，夫子之合人于天地四海也，愿闻应之奈何？岐伯曰：必先明知阴阳表里荣输所在，四海定矣。

黄帝曰：定之奈何？岐伯曰：胃者，水谷之海，其腧上在气街，下至三里。冲脉者，为十二经之海，其腧上在于大杼，下出于巨虚之上下廉。膻中者，为气之海，其腧上在于柱骨之上下，前在于人迎。脑为髓之海，其腧上在于其盖①，下在风府。

气街，即气冲。三里，足阳明经穴。大杼，足太阳经穴。巨虚上下廉，足阳明经穴。膻中者，心主之宫城，宗气之所在也。柱骨，项后天柱骨。柱骨上下，即督脉之喑门、大椎也。人迎，

---

① 盖：百会。

足阳明经穴。盖，脑盖骨，督脉之囟会。风府，督脉穴。

黄帝曰：凡此四海者，何利何害？何生何败？岐伯曰：得顺者生，得逆者败；知调者利，不知调者害。

黄帝曰：四海之逆顺奈何？岐伯曰：气海有余[1]者，气满胸中，悗息面赤；气海不足[2]，则气少不足以言。血海有余，则常想其身大，怫然不知其所病；血海不足，亦常想其身小，狭然不知其所病。水谷之海有余，则腹满；水谷之海不足，则饥不受谷食。髓海有余，则轻劲多力，自过其度；髓海不足，则脑转耳鸣，胫酸眩冒，目无所见，懈怠安卧。

黄帝曰：余已闻逆顺，调之奈何？岐伯曰：审守其腧[3]，而调其虚实，无犯其害。顺者得复，逆者必败。

黄帝曰：善！

怫然，大貌。狭然，小貌。

肠胃四十二

黄帝问于伯高曰：余愿闻六腑传谷者，肠胃之大小长短，受谷之多少奈何？伯高曰：请尽言之，谷所从出入浅深远近长短之度。唇至齿，长九分。口广二寸半。齿以后至会厌，深三寸半，大容五合。舌重十两，长七寸，广二寸半。咽门重十两，广一寸半。至胃长一尺六寸。胃纡曲屈，伸之，长二尺六寸，大一尺五寸，径五寸，大容三斗五升。小肠后附脊，左环回周叠积，回运环反十六曲，大二寸半，径八分分之少半，长三丈三尺。其注于

---

[1] 有余：邪气有余。

[2] 不足：正气不足。

[3] 审守其腧：审察四海所流注部位的腧穴，治疗四海相关的虚证、实证，特别是疑难杂症要取用这些腧穴。

回肠者，外附于脐上。回肠当脐左环，回周叶积而下，回运环反十六曲，大四寸，径一寸寸之少半，长二丈一尺。广肠传脊，以受回肠，左环叶积上下，辟大八寸，径二寸寸之大半，长二尺八寸。肠胃所入至所出，长六丈四寸四分，回曲环反三十二曲也。

会厌，在咽喉上，分别气食二管之开阖者也。回肠，大肠。广肠，直肠。叶积，即叠积也。辟大，宽大也（辟与阔同）。

平人绝谷四十三

黄帝曰：愿闻人之不食，七日而死何也？伯高曰：臣请言其故。胃大一尺五寸，径五寸，长二尺六寸，横屈，受水谷三斗五升。其中之谷，常①留二斗，水一斗五升而满。小肠大二寸半，径八分分之少半，长三丈二尺，受谷二斗四升，水六升三合合之大半。回肠大四寸，径一寸寸之少半，长二丈一尺，受谷一斗，水七升半。广肠大八寸，径二寸寸之大半，长二尺八寸，受谷九升三合八分合之一。肠胃之长，凡五丈八尺四寸，受水谷九斗二升一合合之大半，此肠胃所受水谷之数也。

通计肠胃受谷之数如此。

平人胃满则肠虚，肠满则胃虚，更虚更满，故气得上下，五脏安定，血脉和利，精神乃居。神者，水谷之精气也。肠胃之中，常留谷二斗，水一斗五升，上焦泄气，出其精微，慓悍滑疾，下焦下溉诸肠。平人日再后，后二升半，一日中五升，七日五七三斗五升，而留水谷尽矣。故平人不食饮，七日而死者，水谷精气津液皆尽故也。

---

① 常：原为"长"，据《灵枢·平人绝谷》改。

平人胃满则肠虚，肠满则胃虚，更虚更满，无所壅碍，故气得上下，升降莫阻，清汩当位，则五脏安定，血脉和利，然后精神乃居，不至飞走。神者，水谷精气之所化也，肠胃之中，常留谷二斗，水一斗五升。水谷之气，归于上焦，上焦输泄，此气出其精微，慓悍滑疾，传之下焦，以溉诸肠（六腑皆曰肠，义见《难经·四十三难》）。肠胃得此精气充养，所以不死。平人一日再后（大便二行），一后二升半，一日中共去五升，七日五七三斗五升，而所留之水谷尽去矣。故平人不食饮，七日而死者，水谷之精气津液皆尽故也。

五味四十四

黄帝曰：愿闻谷有五味，其入五脏，分别奈何？伯高曰：胃者，五脏六腑之海也，水谷皆入于胃，五脏六腑皆禀气于胃。五味各走其所喜①，谷味酸，先走肝；谷味苦，先走心；谷味甘，先走脾；谷味辛，先走肺；谷味咸，先走肾。谷气津液以行，营卫大通，乃化糟粕，以次传下。

谷气化津，津液以行，灌注营卫，营卫大通。清者已化精气，浊者乃化糟粕，以次传下。

黄帝曰：营卫之行奈何？伯高曰：谷始入于胃，其精微者，先出于胃之两焦，以溉五脏，别出两行营卫之道。其大气②之抟而不行者，积于胸中，命曰气海。出于肺，循喉咽，故呼则出，吸则入。天地之精气，其大数常出三入一，故谷不入，半日则气衰，一日则气少矣。

---

① 五味各走其所喜：《黄帝内经灵素校注》云："五味所喜，谓津液变为五味，则五性有殊，性有五行，故各喜走同性之脏。"
② 大气：宗气。

谷入于胃，消化之后，其精微者，先糟粕而出于胃腑，之于上下两焦，以溉五脏（之，至也），然后分别而出，两行营卫之道。精专者，行于脉中；慓悍者，行于脉外，异道别出，此营卫之所以行也。其大气之抟而不行者（不行于经络），积于胸中，命曰气海，出于肺部，循喉咽而行呼吸。故呼则气出，吸则气入。此气虽积于胸中，不行经络，而经络之气实与此通。呼则无经而不升，吸则无经而不降。即下降之经，呼亦小升；上升之经，吸亦小降。经脉之动，全因于此，不动则不行也。天地之精气，其大数常出多而入少，出者三分，伐泄之途，随处皆是；入者一分，唯赖水谷滋养而已。故谷不入，半日则气衰，一日则气少矣。

黄帝曰：谷之五味，可得闻乎？伯高曰：请尽言之。五谷①：粳米甘，麻酸，大豆咸，麦苦，黄黍辛。五果：枣甘，李酸，栗咸，杏苦，桃辛。五畜：牛甘，犬酸，猪咸，羊苦，鸡辛。五菜：葵甘，韭酸，藿咸，薤苦，葱辛。五色：黄色宜甘，青色宜酸，黑色宜咸，赤色宜苦，白色宜辛。凡此五者，各有所宜。五宜：所言五色者，脾病者，宜食粳米饭、牛肉、枣、葵；心病者，宜食麦、羊肉、杏、薤；肾病者，宜食大豆黄卷、猪肉、栗、藿；肝病者，宜食麻、犬肉、李、韭；肺病者，宜食黄黍、鸡肉、桃、葱。肝色青，宜食甘，粳米饭、牛肉、枣、葵皆甘。心色赤，宜食酸，犬肉、麻、李、韭皆酸。脾色黄，宜食咸，大豆、猪肉、栗、藿皆咸。肺色白，宜食苦，麦、杏、羊肉、薤皆苦。肾色黑，宜食辛，黄黍、鸡肉、桃、葱皆辛。五禁：肝病禁辛，心病禁咸，脾病禁酸，肾病禁甘，肺病禁苦。（粳，音庚）

---

① 五谷：谷肉果菜的营养价值和食用、养生原则。《素问·脏气法时论》云："五谷为食，五果为助，五畜为益，五菜为充。"还可参阅《灵枢》的《五味论》《五音五味》，《素问》的《宣明五气》《五运行大论》《至真要大论》。

五宜者，合其所宜也。五禁者，犯其所禁也。大豆黄卷，大豆芽也（芽生一寸，干为黄卷）。

五味论四十五

黄帝问于少俞曰：五味入于口也，各有所走，各有所病。酸走筋，多食之，令人癃；咸走血，多食之，令人渴；辛走气，多食之，令人洞心；苦走骨，多食之，令人变呕；甘走肉，多食之，令人悗心。余知其然也，不知其何由？愿闻其故。

洞心，心中空洞也。悗心，心中郁悗也。

少俞答曰：酸入于胃，其气涩以收，上之两焦，弗能出入也。不出即留于胃中，胃中和温，则下注膀胱。膀胱之脆薄以懦，得酸则缩绻，约而不通，水道不行，故癃。阴者，积筋之所终也①，故酸入而走筋矣。

酸入于胃，其气收涩，故上走二焦（上中二焦），弗能出入。不出即留于胃中，胃中阳气得此酸收，生其和温，郁满莫容，则传其所胜，下注膀胱。膀胱之脆薄以懦弱，最易收敛，一得酸气，缩绻不伸，上下之窍皆闭，约结不通，水道不利，故小便癃。前阴者，积筋之所终也，肝木主筋而味酸，故酸入而走筋矣。木主疏泄，喜辛散而恶酸收。癃者，木气酸收，疏泄之令不行也。

黄帝曰：咸走血，多食之，令人渴，何也？少俞曰：咸入于胃，其气上走中焦，注于脉，则血气走之，血与咸相得则凝，凝则胃中汁注之，注之则胃中竭，竭则咽路焦，故舌本干而善渴。

---

① 阴者，积筋之所终也：前阴为诸筋聚集处。前阴指外生殖器，男性外生殖器包括阴阜、阴茎和阴囊（睾丸、附睾、精索）三部分。《类经·十二经筋结支别》注云："阴器者，合太阴、厥阴、阳明、少阴之筋，以及冲、任、督之脉皆聚于此，故曰宗筋""而足三阴、阳明之筋皆聚于阴器，故曰：前阴者，宗筋之所聚。"《类经·五味之走各有所病》注云："阴者，阴器也。积筋者，宗筋之所聚也。"

血脉者，中焦之道也，故咸入而走血矣。

咸入于胃，其气上走中焦而注于脉，以肾味咸，心主脉，水性克火，传其所胜也。脉者，血之府也，咸注于脉则血气走之，得咸而凝，血凝①则胃汁注之，注之则胃中汁竭，汁竭则咽路焦涸，故舌本干燥而善渴。血脉者，中焦之隧道也（中焦受气取汁，变化而赤，是谓血，行于脉中，以为道路）。咸入于脉，与血相逢，故咸入而走血矣。

黄帝曰：辛走气，多食之，令人洞心②，何也？少俞曰：辛入于胃，其气走于上焦，上焦者，受气而营诸阳者也。姜韭之气熏之，营卫之气不时受之，久留心下，故洞心。辛与气俱行，故辛入而与汗俱出。

辛入于胃，其气走于上焦，以辛性升散也。上焦者，受谷气而营于诸阳之经者也，姜韭辛烈之气熏之，营卫之气不时受之，发泄不藏。心者，宗脉之所聚也，气泄脉空，心宫虚豁，故久留心下，而成洞心。辛与气俱行，气得辛散而发泄，故辛入而与汗俱出，是辛入而走气也。

黄帝曰：苦走骨，多食之，令人变呕，何也？少俞曰：苦入于胃，五谷之气皆不能胜苦，苦入下脘，三焦之道皆闭而不通，故变呕。齿者，骨之所终也，入而复出，知其走骨也，故苦入而走骨矣。

苦入于胃，五谷之气皆不能胜之，直入下脘，三焦之道得此苦味，皆闭而不通，不得下泄，则逆而上涌，故变呕吐。齿居上部，骨之所终也，入而复出，经历齿牙，知其走骨，故苦入而走骨矣。

黄帝曰，甘走肉，多食之，令人悗心，何也？少俞曰：甘入

---

① 凝：原为"疑"，据文义改。

② 洞心：《类经·五味之走各有所病》注云："洞心，透心若空也。营诸阳，营养阳分也。辛味属阳，故走上焦之气分。过于辛则开窍而散，故为洞心，为汗出。"

于胃，其气弱小，不能二至于上焦，而与谷留于胃中，令人柔润者也。胃柔则缓，缓则虫动，虫动则令人悗心。其气外通于肉，故甘走肉。

甘入于胃，其气弱小，以得土气之冲和，其性不烈也。弱小，故不能上至于上焦，而与谷气留于胃中，气滞津凝，令人柔润。胃柔则缓，缓则虫动（虫生于木，土郁木遏，虫不舒畅，是以动也），虫动气阻，故令人悗心。其气外通于肉，故甘走肉也。

骨度四十六

黄帝问于伯高曰：《脉度》言经脉之长短，何以立之？伯高曰：先度其骨节之大小、广狭、长短，而脉度定矣。黄帝曰：愿闻众人之度。人长七尺五寸者，其骨节之大小、长短各几何？

何以立之，何以立其度数也。

伯高曰：头之大骨围二尺六寸，胸围四尺五寸，腰围四尺二寸。发所覆者，颅至项，尺二寸。发以下至颐，长一尺，君子中折。结喉以下至缺盆中，长四寸。缺盆以下至髑骬，长九寸，过则肺大，不满则肺小。髑骬以下至天枢，长八寸，过则胃大，不及则胃小。天枢以下至横骨，长六寸半，过则回肠广长，不满则狭短。横骨，长六寸半。横骨上廉以下至内辅之上廉，长一尺八寸。内辅之上廉以下至下廉，长三寸半。内辅下廉下至内踝，长一尺三寸。内踝以下至地，长三寸。膝腘以下至跗属，长一尺六寸。跗属以下至地，长三寸。故骨围大则太过，小则不及。

头之大骨围二尺六寸，髑髅骨也（男子头骨共八片，旧注蔡州人多一片，共九片）。脑后有二缝，一横一直。女子头骨共六片，脑后有横缝，无直缝）。胸围四尺五寸，两乳之周围也（胸前横骨三条，左右胁骨共十二条。女子多擎夫骨二条，左右共十四条）。腰围四尺二寸，七节之周围也（《素问·刺禁论》：七节之旁，中有小心）。此取头、胸、腰骨之围数，即其横广，以推其纵长也。发所覆者，颅至项，尺二寸，前发际以下曰颅，后发际以下曰项，此前后发际之度也。发以下至颐，长一尺。此以下言其纵长之度。人有短长，其度不一，君子中而折之，取其中数，以定准则。结喉以下至缺盆中，长四寸，缺盆，项下横骨中陷中也。缺盆以下至𩩨骬，长九寸，𩩨骬，蔽心骨也（即鸠尾骨）。此当肺之所居，故过则肺大，不满则肺小。𩩨骬以下至天枢，长八寸，天枢，足阳明穴，在脐旁二寸（《素问·至真要大论》：身半以上，天气主之；身半以下，地气主之。半者，所谓天枢是也）。此当胃之所居，故过则胃大，不及则胃小。天枢以下至横骨，长六寸半，横骨，阴毛中曲骨也。此当回肠所居，故过则回肠广长，不满则狭短。横骨，长六寸半。横骨上廉以下至内辅之上廉，长一尺八寸，内辅，膝内辅骨也。内辅之上廉以下至下廉，长三寸半。内辅下廉下至内踝，长一尺三寸。内踝以下至地，长三寸。膝腘以下至跗属，长一尺六寸，腘，膝后曲处也；跗，足背；跗属，足跗所属之部也。跗属以下至地，长三寸。此人身前面纵长之度也。其长短之度，视其头、胸、腰骨之围数，骨围大则太过，小则不及，折中数以推之，则得其大凡矣。

角以下至柱骨，长一尺。行腋中不见者，长四寸。腋以下至季胁，长一尺二寸。季胁以下至髀枢，长六寸。髀枢以下至膝中，长一尺九寸。膝以外至外踝，长一尺六寸。外踝以下至京骨，长三寸。京骨以下至地，长一寸。

角以下至柱骨，长一尺，角，耳上高骨；柱骨，肩上竖骨（颈骨）。行腋中不见者，长四寸。腋以下至季胁，长一尺二寸，季胁，胁下尽处也。季胁以下至髀枢，长六寸，股骨曰髀，髀骨缝曰髀枢。髀枢以下至膝中，长一尺九寸。膝以外至外踝，长一尺六寸。京骨，足太阳穴，在小指后。京骨以下至地，长一寸。此侧面纵长之度也。

项发以下至背骨，长二寸半。膂骨以下至尾骶，二十一节，长三尺。上节长一寸四分分之一，故上七节至于膂骨九寸八分分之七，奇分在下。

项发以下至背骨，长二寸半，背骨，脊骨之大椎也。膂骨以下至尾骶，二十一节，长三尺，膂骨，即脊骨，脊骨二十四节，除项上三椎，自大椎以下，计二十一节；尾骶，脊骨之末节，即尻骨也。脊骨上粗下细。其上之节，每长一寸四分分之一，即一寸四分一厘也，故上七节至于膂骨长九寸八分分之七，即九寸八分七厘也。下节渐短，其奇分不尽之数，在下节匀之，以合三尺之数。此后面纵长之度也。

肩至肘，长一尺七寸。肘至腕，长一尺二寸半。腕至中指本节，长四寸。本节至其末，长四寸半。

此臂手纵长之度也。

耳后当完骨者，广九寸。耳前当耳门者，广一尺三寸。两颧之间，相去七寸。两乳之间，广九寸半。两髀之间，广六寸半。足长一尺二寸，广四寸半。

耳后当完骨者，广九寸，完骨，足少阳穴，左右相去广九寸。耳前当耳门者，广一尺三寸，耳门，手太阳听宫之分，左右相去一尺三寸，头围二尺六寸之半也。此上下横广之度也。

此众人之骨度也，所以立经脉之长短也。是故视其经脉之在于身也，其见浮而坚。其见明而大者，多血；细而沉者，多气也。

此众人之骨度也，折衷其数，所以立经脉之长短也。

外候

本脏四十七

黄帝问于岐伯曰：人之血气精神者，所以奉生而周于性命者也。经脉者，所以行血气而营阴阳，濡筋骨而利关节者也。卫气者，所以温分肉、充皮肤、肥腠理、司开阖者也。志意者，所以御精神、收魂魄、适寒温、和喜怒者也。是故血和则经脉流行，营复阴阳，筋骨劲强，关节清利矣。卫气和则分肉解利，皮肤调柔，腠理致密矣。志意和则精神专直，魂魄不散，悔怒不起，五脏不受邪矣。寒温和则六腑化谷，风痹不作，经脉通利，肢节得安矣。此人之平常也。五脏者，所以藏精神血气魂魄者也。六腑者，所以化水①谷而行津液者也。此人之所以俱受于天也，无智愚贤不肖，无以相倚也。然有其独尽天寿，而无邪僻之病，百年不衰，虽犯风雨卒寒大暑，犹弗能害也；有其不离屏蔽室内，无怵惕之恐，然犹不免于病者，何也？愿闻其故。

倚，偏也。

岐伯曰：窘乎哉问也！五脏者，所以参天地、副阴阳而运四时、化五节者也。五脏者，固有大小、高下、坚脆、端正、偏倾者，六腑亦有小大、长短、厚薄、结直、缓急。凡此二十五者各不同，或善或恶，或吉或凶，请言其方。

二十五者，一脏五变，五五二十五变。

心小则安，邪弗能伤，易伤以忧。心大则忧不能伤，易伤于

---

① 水：原无，据《灵枢·本脏》补。

邪。心高则满于胸中，悗而善忘，难开以言。心下则脏外，易伤于寒，易恐以言。心坚则脏安守固。心脆则善病消瘅热中。心端正则和利难伤。心偏倾则操持不一，无守司也。

悗，闷也。

肺小则少饮，不病喘喝。肺大则多饮，善病胸痹喉痹逆气。肺高则上气肩息咳。肺下则居贲迫肺，善胁下痛。肺坚则不病咳上气，肺脆则善病消瘅易伤，肺端正则和利难伤，肺偏倾则胸偏痛也。（贲，同奔）

居贲迫肺，谓居处逼窄，不能顺降，宗气贲逆，迫于肺脏也。

肝小则脏安，无胁下之病。肝大则逼胃迫咽，苦膈中，且胁下痛。肝高则上支贲切，胁悗，为息贲。肝下则逼胃，胁下空，胁下空则易受邪。肝坚则脏安难伤，肝脆则善病消瘅易伤，肝端正则和利难伤，肝偏倾则胁下痛也。

息奔，喘息奔逆也。《难经·五十六难》：肺之积，曰息贲。

脾小则脏安，难伤于邪。脾大则苦凑䏚而痛，不能疾行。脾高则䏚引季胁而痛。脾下则下加于大肠，下加于大肠则脏苦受邪。脾坚则脏安难伤，脾脆则善病消瘅易伤，脾端正则和利难伤，脾偏倾则善满善胀也。

䏚，胁尽软处。季胁，小肋骨也。

肾小则脏安难伤。肾大则善病腰痛，不可以俯仰，易伤于邪。肾高则苦背膂痛，不可以俯仰。肾下则腰尻痛，不可以俯仰[1]，为狐疝。肾坚则不病腰背痛，肾脆则善病消瘅易伤，肾端正则和利难伤，肾偏倾则苦腰尻痛也。凡此二十五变者，人之所苦常病。

肾位在腰，故多腰病。

黄帝曰：何以知其然也？岐伯曰：赤色小理者，心小；粗理

---

[1] 俯仰：腰部前屈、后伸功能受限。

者，心大。无髑骬者，心高；髑骬小短举者，心下。髑骬长者，心下坚；髑骬弱小以薄者，心脆。髑骬直下不举者，心端正；髑骬倚一方者，心偏倾也（髑骬，音结于）。

髑骬，蔽心骨也。

白色小理者，肺小。粗理者，肺大。巨肩反膺陷喉者，肺高。合腋张胁者，肺下。好肩背厚者，肺坚；肩背①薄者，肺脆。背膺厚者，肺端正。胁偏疏者，肺偏倾也。

巨肩反膺陷喉，肩大胸高而喉缩也。合腋张胁，腋合而胁张也。

青色小理者，肝小；粗理者，肝大。广胸反骹者，肝高。合胁兔骹者，肝下。胸胁好者，肝坚；胁骨弱者，肝脆。膺腹好相得者，肝端正；胁骨偏举者，肝偏倾也。（骹，音敲）

反骹，胁骨外张也。兔骹，胁骨低下，如伏兔也。

黄色小理者，脾小；粗理者，脾大。揭唇者，脾高；唇下纵者，脾下。唇坚者，脾坚；唇大而不坚者，脾脆。唇上下好者，脾端正；唇偏举者，脾偏倾也。

揭唇，唇上反也。

黑色小理者，肾小；粗理者，肾大。高耳者，肾高；耳后陷者，肾下。耳坚者，肾坚；耳薄不坚者，肾脆。耳好前居牙车者，肾端正；耳偏高者，肾偏倾也。

凡此诸变者，持则安，减则病也。

持，平也。

帝曰：善！然非余之所问也。愿闻人之有不可病者，至尽天寿，虽有深忧大恐、怵惕之志，犹不能减也。甚寒大热，不能伤也。其有不离屏蔽室内，又无怵惕之恐，然不免于病者，何也？

———————————

① 肩背：原为"背肩"，据《灵枢·本脏》改。

愿闻其故。岐伯曰：五脏六腑，邪之舍也，请言其故。五脏皆小者，少病，苦焦心，大忧愁；五脏皆大者，缓于事，难使以忧。五脏皆高者，好高举措；五脏皆下者，好出人下。五脏皆坚者，无病；五脏皆脆者，不离于病。五脏皆端正者，和利得人心；五脏皆偏倾者，邪心而善盗，不可以为人平，反覆言语也。

不可以为人平，平，准也。

黄帝曰：愿闻六腑之应。岐伯答曰：肺合大肠，大肠者，皮其应。心合小肠，小肠者，脉其应。肝合胆，胆者，筋其应。脾合胃，胃者，肉其应。肾合三焦、膀胱，三焦、膀胱者，腠理、毫毛其应。

六腑合于五脏，其应亦同也。

黄帝曰：应之奈何？岐伯曰：肺应皮，皮厚者，大肠厚；皮薄者，大肠薄；皮缓腹裹大者，大肠大而长；皮急者，大肠急而短；皮滑者，大肠直；反肉不相离者，大肠结。

肺应皮，皮即大肠之应也。

心应脉，皮厚者，脉厚；脉厚者，小肠厚。皮薄者，脉薄；脉薄者，小肠薄。皮缓者，脉缓；脉缓者，小肠大而长。皮薄而脉冲小者，小肠小而短。诸阳经脉皆多纡屈者，小肠结。

心应脉，脉即小肠之应也。冲，虚也。

脾应肉，肉䐃坚大者，胃厚；肉䐃么者，胃薄。肉䐃小而么者，胃不坚；肉䐃不称身者，胃下，胃下者，下管约不利。肉䐃不坚者，胃缓；肉䐃无少里累者，胃急。肉䐃多少里累者，胃结，胃结者，上管约不利也。

脾应肉，肉即胃之应也。䐃，大肉。么，薄也。

肝应爪，爪厚色黄者，胆厚；爪薄色红者，胆薄。爪坚色青者，胆急；爪濡色赤者，胆缓。爪直色白无约者，胆直；爪恶色黑多纹者，胆结也。

肝应爪，爪即胆之应也。

肾应骨，密理厚皮者，三焦膀胱厚；粗理薄皮者，三焦膀胱薄。疏腠理者，三焦膀胱缓；皮急而无毫毛者，三焦膀胱急。毫毛美而粗者，三焦膀胱直；稀毫毛者，三焦膀胱结也。

肾应骨，骨即三焦膀胱之应也。

黄帝曰：厚薄美恶皆有形，愿闻其所病。岐伯曰：视其外应，以知其内脏，则知所病矣。

外有何应，则病在何脏也。

五阅五使_{四十八}

黄帝问于岐伯曰：余闻刺有五官、五阅，以观五气。五气者，五脏之使也，五时之副也。愿闻其五使当安出？岐伯曰：五官者，五脏之阅也。

黄帝曰：五脉安出？五色安见？愿闻其所出，令可为常。岐伯曰：脉出于气口，色见于明堂，五色更出，以应五时，各如其常，经气入脏，必当治里。

帝曰：善！五色独决于明堂乎？岐伯曰：五官以辨，阙庭必张，乃立明堂。明堂广大，蕃蔽见外，方壁高基，引垂居外，五色乃治。平博广大，寿中百岁。见此者，刺之必已。如是之人，血气有余，肌肉坚致，故可苦以针。

阅，观也。五官者，五脏之阅也。五官乃五脏之开窍，故可以观五脏也。脉出于气口，气口者，手太阴之动脉也。色见于明堂，明堂，鼻也。五色更出，以应五时，各如其常，傥经气入脏，则必当治里，以其为五脏之使，五时之副（配也）。故外应四时，而内候五脏。所以色决于明堂者，明堂，面部之中，五官之纲纪也。凡五官以辨（分明），阙庭必张（阙者，眉间也。庭者，颜也。张，开张也），乃立明堂。明堂广大，蕃蔽见外（蕃，颊侧也。蔽，耳门也），方壁高基（壁，墙壁也，肉为之墙。基，骨骼也），引垂居外（垂，边垂也），五色乃治（平治），平博广大，寿中百岁。此血气有余之人，肌肉坚致，故可以针苦之，刺之必愈也。

黄帝曰：愿闻五官。岐伯曰：鼻者，肺之官也；目者，肝之官也；口唇者，脾之官也；舌者，心之官也；耳者，肾之官也。

黄帝曰：以官何候？岐伯曰：以候五脏。故肺病者，喘息鼻张；肝病者，眦青；脾病者，唇黄；心病者，舌卷短，颧赤；肾病者，额与颜黑。

以五官之五色，而要五脏也。

黄帝曰：其色殆者何如？岐伯曰：五官不辨，阙庭不张，小其明堂，蕃蔽不见，又卑其墙，墙下无基，垂角去外。如是者，虽平常殆，况加病哉！

垂角去外，外无边角也。虽平常殆，况加病哉，虽平常亦常危殆，况加疾病，而见恶色哉！

黄帝曰：五色之见于明堂，以观五脏之气，左右高下，各有形乎？岐伯曰：腑脏之在中也，各以次舍，左右上下，各如其度也。

脏腑在腹中，各有左右上下之次舍，其见于面部之左右上下，亦各如其度也。

黄帝曰：本脏以身形肢节䐃肉候五脏六腑之小大焉，今夫王公大人、临朝即位之君而问焉，谁可扪循之而后答乎？岐伯曰：身形肢节者，脏腑之盖也，非面部之阅也。

黄帝曰：五脏之气阅于面者，余已知之矣，以肢节知而阅之奈何？岐伯曰：五脏六腑，肺为之盖，巨肩陷喉，候见其外。

黄帝曰：善！岐伯曰：五脏六腑，心为之主，缺盆为之道，骺骨有余，以候髑骬。

黄帝曰：善！岐伯曰：肝者主为将，使之候外，欲知坚固，视目小大。

黄帝曰：善！岐伯曰：脾者主为卫，使之迎粮，视唇舌好恶，以知吉凶。

黄帝曰：善！岐伯曰：肾者主为外，使之远听，视耳好恶，以知其性。

黄帝曰：善！愿闻六腑之候。岐伯曰：六腑者，胃为之海，广骸，大颈，张胸，五谷乃容。鼻隧以长，以候大肠。唇厚，人中长，以候小肠。目下果大，其胆乃横。鼻孔在外，膀胱漏泄。鼻柱中央起，三焦乃约。此所以候六腑者也。上下三等，脏安且良矣。

身形肢节者，脏腑之盖也，盖，华盖也。骺骨，即膝骨也。髑骬，蔽心骨也。脾者主为卫，五脏六腑之护卫也。骸，颐骨也。上下三①等，上中下三部相等也。（此段旧误在《师传》）

五色四十九

雷公问于黄帝曰：五色独决于明堂乎？小子未知其所谓也。黄帝曰：明堂者，鼻也；阙者，眉间也；庭者，颜也；蕃者，颊侧也；蔽者，耳门也。其间欲方大，去之十步，皆见于外，如是者，寿必中百岁。

此解上篇五官以辨，阙庭必张一段。所谓色见于明堂者，鼻为五官之长，其实五官皆不可略也。

雷公曰：五官之辨奈何？黄帝曰：明堂骨高以起，平以直，五脏次于中央，六腑挟②其两侧，首面上于阙庭，王宫在于下极，

---

① 三：原为"相"，据上文"上下三等，脏安且良矣"改。
② 挟：附于。

五脏安于胸中，真色以致，病色不见，明堂润泽以清，五官恶得无辨乎！

雷公曰：其不辨者，可得闻乎？黄帝曰：五色之见也，各出其色部，部骨陷者，必不免于病矣。其色部乘袭者，虽病甚，不死矣。

雷公曰：官五色奈何？黄帝曰：青黑为痛，黄赤为热，白为寒，是谓五官。

此申明上篇五官以辨之义。明堂骨高以起，平以直，此面部之最要者，然后以次察其余官，则纲举而目张矣。五脏之色，次于中央；六腑之色，挟其两侧；首面之色，见于阙庭；王宫之色（心为君主，心之所在，是谓王宫），在于下极（下极，山根）。若五脏皆安于胸腹之中，则真色以致，病色不见，明堂必润泽以清，此五官之辨也。其不辨者，五色之见，各出其部；部骨陷者，必不免于病，而色见克贼则死。其色部生旺，乘袭而不见克贼者，虽病甚，不死矣。官五色者，相五官之色也。是谓五官，是谓官五色之法也。

雷公曰：病之益甚，与其方衰，如何？黄帝曰：外内皆在焉。切其脉口，滑小紧以沉者，病益甚，在中；人迎气大紧以浮者，病日甚，在外。其脉口浮滑者，病日进；人迎沉滑者，病日损。其脉口滑以沉者，病日进，在内；其人迎滑盛以浮者，病日进，在外。脉之浮沉及人迎与寸口气小大等者，病难已。病之在脏，沉而大者易已，小者为逆；病在腑，浮而大者，其病易已。人迎盛坚者，伤于寒；寸口盛坚者，伤于食。

外内皆在者，寸口主中，人迎主外，皆当察之也。人迎主表，故盛坚则伤于寒，寸口主里，故盛坚则伤于食。

雷公曰：以色言病之间甚，奈何？黄帝曰：其色粗以明、沉夭者为甚，其色上行者病日甚，其色下行、如云彻散者病方已。

五色各有脏部，有外部，有内部也。色从外部走内部者，其病从外走内；其色从内走外者，其病从内走外。病生于内者，先治其阴，后治其阳，反者益甚；其病生于阳者，先治其外，后治其内，反者益甚。其脉滑大以代而长者，病从外来，目有所见，志有所恶，此阳气之并也，可变而已。

色粗以明、沉夭者为甚，言色之粗明及沉夭者，皆为甚也。五色各有脏部，各有五脏发现之部也。目有所见，志^①有所恶，神志之异常也。并，合也。

雷公曰：小子闻风者，百病之始也；厥逆者，寒湿之起也，别之奈何？黄帝曰：常候阙中，薄泽为风，冲浊为痹，在地^②为厥。此其常也，各以其色言其病。

雷公曰：人不病卒死，何以知之？黄帝曰：大气入于脏腑者，不病而卒死矣。

雷公曰：病小愈而卒死者，何以知之？黄帝曰：赤色出两颧，大如拇指者，病虽小愈，必卒死。黑色出于庭，大如拇指，必不病而卒死。

地，面之下部也。大气，邪气之大者也。

雷公再拜曰：善哉！其死有期乎？黄帝曰：察色以言其时。

雷公曰：善乎！愿卒闻之。黄帝曰：庭者，首面也。阙上者，咽喉也。阙中者，肺也。下极者，心也。直下者，肝也。肝左者，胆也。下者，脾也。方上者，胃也。中央者，大肠也。挟大肠者，肾也。当肾者，脐也。面王以上者，小肠也。面王以下者，膀胱、子处也。

此五脏六腑所见之部，所谓五脏次于中央，六腑挟其两侧也。

---

① 志：原为"忘"，据上文"目有所见，志有所恶"改。
② 地：下颌部，常称地阁。

庭者，颜也，所以候首面也。阙者①，眉间。阙上者，咽喉也。阙中者，肺也。下极者，山根，心也。直下者，鼻柱，肝也。肝左者，鼻柱之左，胆也。下者，鼻准，是为面王，脾也。方上者，鼻准两旁，胃也。中央者，侧面之中，颧骨之下，大肠也。挟大肠者，颊上，肾也。当肾之下者，脐也。面王以上者，颧骨之上，小肠也。面王以下者，人中，膀胱、子处也（子处，子宫）。

颧者，肩也。颧后者，臂也。臂下者，手也。目内眦上者，膺乳也。挟绳而上者，背也。循牙车以下者，股也。中央者，膝也。膝以下者，胫也。当胫以下者，足也。巨分者，股里也。巨屈者，膝膑也。此五脏六腑肢节之部也。

颧者，肩也。颧后者，臂也。臂下者，手也。目内眦上者，阙下两旁，膺乳也。挟绳而上者，颊外（颊外曰绳），背也。循牙车以下②者（牙床），股也。中央者，两牙车之中央，膝也③。膝下者，胫也。当胫以下者，足也。巨分者，口旁大纹，股里也。巨屈者，颊下曲骨，膝膑也。此五脏六腑肢节之部也。（上段，脏腑之部；此段，肢节之部。）

各有部分，用阴和阳，用阳和阴，当明部分，万举万当。能别左右，是谓大道。男女异位，故曰阴阳。审察泽夭，谓之良工。沉浊为内，浮泽为外。黄赤为风，青黑为痛，白为寒，黄为膏润为脓，赤甚者为血。痛甚为挛，寒甚为皮不仁。五色各见其部，察其浮沉，以知浅深。察其泽夭，以观成败。察其散抟，以知远近。视色上下，以知病处；积神于心，以知往今。故相气不微，不知是非；属意勿去，乃知新故。

男女异位，男左女右也。

---

① 阙者：原为"阙中者"，据上文"阙上者，咽喉也。阙中者，肺也"删"中"字。
② 下：原为"上"，据上文"循牙车以下者，股也"改。
③ 膝也：原为"膝下也"，据上文"中央者，膝也。膝以下者，胫也"删"下"字。

色明不粗，沉夭为甚；不明不泽，其病不甚。其色散，驹驹然未有聚；其病散而气痛，聚未成也。男子色在于面王，为小腹痛，下为卵痛，其圜直为茎痛，高为本，下为首，狐疝㿉阴之属也。女子在于面王，为膀胱、子处之病，散为痛，抟为聚，方圆左右，各如其色形。其随而下，至骶为淫，有润如膏状，为暴食不洁。左为左，右为右，其色有邪，聚散而不端，面色所指者也。色者，青黑赤白黄，皆端满有别乡。别乡赤者，其色赤①，大于榆荚，在面王，为不月。其色上锐，首空上向，下锐下向，在左右如法。以五色命脏，青为肝，赤为心，黄为脾，白为肺，黑为肾。肝合筋，心合脉，脾合肉，肺合皮，肾合骨。肾乘心，心先病，肾为应，色皆如是。

驹驹，散貌（如马驹散乱）。方圆左右，各如其色形，其聚之之方圆，左右各如其色之形也。其随而下，至骶为淫，色随面王而下，当应至尾骶而为淫泆、带浊之证也。有润如膏状，为暴食不洁，暴食不消，泄利不洁也。左为左，右为右，其色有邪，聚散而不端，面色所指者也。色之左右所在，即病之左右所在，其色有邪，或聚或散而不端正，皆随其面色所指之方，左右求之也。端满有别乡，本部端满，而必有别走之乡。假如别乡赤者，其色赤，大如榆荚，若在面王，则女子为不月。其色上锐则首空而上向（首空者，乘虚而至也），下锐则首空而下向，在左在右，皆如此法，此即其别走之乡也。

天年五十

黄帝问于岐伯曰：愿闻人之始生，何气筑为基，何立而为楯，

---

① 赤：原为"亦"，据文义改。

何失而死，何得而生？岐伯曰：以母为基，以父为楯，失神者死，得神者生也。

黄帝曰：何者为神？岐伯曰：血气已和，营卫已通，五脏已成，神气舍心，魂魄毕具，乃成为人。

黄帝曰：人之寿夭各不同，或夭寿①，或卒死，或病久，愿闻其道。岐伯曰：五脏坚固，血脉和调，肌肉解利，皮肤致密，营卫之行，不失其常，呼吸微徐②，气以度行，六腑化谷，津液布扬，各如其常，故能长久。

基，址也。楯，干也。

黄帝曰：人之寿百岁而死，何以致之？岐伯曰：使道隧以长，基墙高以方，通调营卫，三部三里，起骨高肉满，百岁乃得终。

使道，七窍也。隧，地道也。隧以长，言孔窍之深长也。基墙，面部之骨肉也（骨骼为基，蕃蔽为墙）。三部，人上中下三部。三里，穴名，手阳明三里在肘下，足阳明三里在膝下。起，丰起也（肘膝臂胫之间，关节之大者，故欲其丰起也）。

黄帝曰：其气之盛衰，以至其死，可得闻乎？岐伯曰：人生十岁，五脏始定，血气已通，其气在下，故好走。二十岁，血气始盛，肌肤方长，故好趋。三十岁，五脏大定，肌肉坚固，血脉盛满，故好步。四十岁，五脏六腑、十二经脉，皆大盛以平定，腠理始疏，荣华颓落，发颇斑白，平盛不摇，故好坐。五十岁，肝气始衰，肝叶始薄，胆汁始减，目始不明。六十岁，心气始衰，苦忧悲，血气懈惰，故好卧。七十岁，脾气虚，皮肤枯。八十岁，肺气衰，魄③离，故言善误。九十岁，肾气焦，四脏经脉空虚。百

---

① 夭寿：原为"寿夭"，据《灵枢·天年》改。
② 微徐：均匀和缓。
③ 魄：原为"魂"，据"肺主魄，肝主魂"改。

岁，五脏皆虚，神气皆去，形骸独居而终矣。

其气在下，阳盛于下也。

黄帝曰：其不能终寿而死者，何如？岐伯曰：其五脏皆不坚，使道不长，空外以张，喘息暴疾，又卑基墙，薄脉少血，其肉不石①，数中风寒，血气虚，脉不通，真邪相攻，乱而相引，故中寿而尽也。

空外以张，空窍外露也。其肉不石，不坚也。乱而相引，邪气逆乱而相牵引也。

寿夭刚柔五十一

黄帝问于少师曰：余闻人之生也，有刚有柔，有弱有强，有长有短，有阴有阳，愿闻其方。少师答曰：阴中有阴，阳中有阳，审知阴阳，刺之有方。得病所始，刺之有理，谨度病端②，与时相应，内合于五脏六腑，外合于筋骨皮肤。是故内有阴阳，外亦有阴阳。在内者，五脏为阴，六腑为阳；在外者，筋骨为阴，皮肤为阳。故曰：病在阴之阴者，刺阴之荥输；病在阳之阳者，刺阳之合；病在阳之阴者，刺阴之经；病在阴之阳者，刺络脉。故曰：病在阳者命曰风，病在阴者命曰痹，阴阳俱病命曰风痹。病有形而不痛者，阳之类也；无形而痛者，阴之类也。无形而痛者，其阳完而阴伤之也，急治其阴，无攻其阳；有形而不痛者，其阴完而阳伤之也，急治其阳，无攻其阴；阴阳俱动，乍有形，乍无形，加以烦心，命曰阴胜其阳。此谓不表不里，其形不久③。

---

① 石：《黄帝内经太素校注》作"实"。可参。
② 谨度病端：谨慎推测疾病发生的原因。
③ 其形不久：预后不良。

不表不里，阴阳俱败，难分表里也，故其形不久。

黄帝问于伯高曰：余闻形气病之先后，外内之应奈何？伯高答曰：风寒伤形，忧恐忿怒伤气，气伤脏乃病脏，寒伤形乃病形，风伤筋脉，筋脉乃应。此形气外内之相应也。

黄帝曰：刺之奈何？伯高答曰：病九日者，三刺而已；病一月者，十刺而已。多少远近，以此衰之[1]。久痹不去身者，视其血络，尽出其血。

黄帝曰：外内之应，难易之治奈何？伯高答曰：形先病而未入脏者，刺之半其日；脏先病而形乃应者，刺之倍其日。此外内难易之应也。

形病易治，故刺之半其日；脏病难治，故刺之倍其日。

黄帝问于伯高曰：余闻形有缓急，气有盛衰，骨有大小，肉有坚脆，皮有厚薄，其以立寿夭奈何？伯高曰：形与气相任则寿，不相任则夭。皮与肉相果则寿，不相果则夭。血气经络胜形则寿，不胜形则夭。

黄帝曰：何谓形之缓急？伯高曰：形充而皮肤缓者则寿，形充而皮肤急者则夭。形充而脉坚大者，顺也；形充而脉小以弱者，气衰，衰则危矣。若形充而颧不起者，骨小，骨小则夭矣。形充而大肉䐃坚而有分者，肉坚，肉坚则寿矣；形充而大肉无分理不坚者，肉脆，肉脆则夭矣。此天之生命，所以立形定气而视寿夭者，必明乎此，立形定气而后以临病人、决生死。

黄帝曰：余闻寿夭，无以度之。伯高曰：墙基卑，高不及其地者，不及三十而死。其有因加疾者，不及二十而死也。

黄帝曰：形气之相胜，以立寿夭奈何？伯高曰：平人而气胜形者，寿；病而形肉脱[2]，气胜形者，死；形胜气者，危矣。

---

[1] 衰之：使之衰，减少之义。

[2] 形肉脱：肌肉极度消瘦，大肉凹陷。

任者，形气相敌也。果者，皮肉坚固也。颧者，骨之本也，故颧小则骨小。大肉，臀肉。䐐者，肉所结聚之处也。坚而有分者，有分理也。墙基，面部之骨也。地者，面部之肉也。病而形肉脱，气胜形者，喘息肩摇而身动也。

黄帝问于伯高曰：何以知皮肉、血气、筋骨之病也？伯高曰：色起两眉，薄泽者，病在皮；唇色青黄赤白黑者，病在肌肉；营气濡然者，病在血气；目色青黄赤白黑者，病在筋；耳焦枯，受尘垢，病在骨。

黄帝曰：病形何如，取之奈何？伯高曰：夫百病变化，不可胜数，然皮有部，肉有柱，血气有输，骨有属。

黄帝曰：愿闻其故。伯高曰：皮之部，输于四末；肉之柱，在臂胫诸阳分肉之间与足少阴分间；血气之输，输于诸络，气血留居则盛而起。筋部无阴无阳，无左无右，候病所在。骨之属者，骨空之所以受益而益脑髓者也。

黄帝曰：取之奈何？伯高曰：夫病变化，浮沉深浅，不可胜穷，各在其处。病间者浅之，甚者深之，间者少之，甚者众之，随变而调气，故曰上工。

两眉，阙中，其应在肺，肺主皮，故应在皮。脾窍于口，其主肌肉，口唇者，肌肉之本，故唇见五色，病在肌肉。营气濡然者，窍开汗泄，此缘血气郁蒸，故病在血气。肝窍于目，其主筋，故目见五色，病在筋。肾窍于耳，其主骨，故耳焦枯，受尘垢，病在骨。皮之部，在阳分，阳受气于四末，故皮之部，输于四末。肉之柱，肉䐐之坚厚者，皆在手足三阳分肉之间与足少阴之分间，如肘膝上下肌肉丰满之处。脾主肌肉，又主四肢，故大肉皆在臂胫。而腰上肉䐐，如腨、如股、如臀，皆足少阴之所经历。分间者，其分部。血气之传输，输于诸络，气血留居不行，则诸络盛满而起也。筋部无阴阳左右，候其病之所在而调之，以十二经筋①无处不在也。骨之属者，谷入气满而化津液，淖泽注于骨空，骨空之所以受益，而补益脑髓者也。骨之属者，骨节连属之处也。

黄帝问于伯高曰：人之肥瘦、大小、寒温，有老壮、少小，别之奈何？伯高对曰：人年五十以上为老，三十以上为壮，十八以上为少，六岁以上为小。

黄帝曰：何以度知肥瘦？伯高曰：人有肥、有膏、有肉。

黄帝曰：别此奈何？伯高曰：䐃肉坚，皮满者肥；䐃肉不坚，皮缓者，膏；皮肉不相离者，肉。

黄帝曰：身之寒温奈何？伯高曰：膏者其肉淖，而粗理者身寒，细理者身热；脂者其肉坚，细理者热，粗理者寒。

黄帝曰：其肥瘦大小奈何？伯高曰：膏者多气而皮纵缓，故能纵腹垂腴；肉者，身体容大；脂者，其身收小。

黄帝曰：三者之气血多少何如？伯高曰：膏者多气，多气者热，热者耐寒；肉者多血，则充形，充形则平；脂者其血清，气滑少，故不能大。此别于众人者也。

黄帝曰：众人奈何？伯高曰：众人皮肉脂膏不相加也，血与气不能相多，故其形不小不大，各自称其形，命曰众人。

黄帝曰：善！治之奈何？伯高曰：必先别其三形，血之多少，气之清浊，而后调之，治无失常经。是故膏人者，纵腹垂腴；肉人者，上下容大；脂人者，虽脂不能大。（以上二段，旧误在《卫气失常》）

人之肥瘦、大小、寒温，有老壮、少小，其肥瘦、大小、寒温，有老壮、少小之殊也。纵腹垂腴，其腹皮丰腴，纵缓而下垂也。身体容大，容者，从容舒泰之象也。

---

① 经筋：原为"筋经"，据术语"经筋"改。

卷　七

外候

五变五十二

　　黄帝问于少俞曰：余闻百疾之始期也，必生于风雨寒暑，循毫毛而入腠理，或复还，或留止，或为风厥汗出，或为消瘅，或为寒热，或为留痹，或为积聚，奇邪淫泆，不可胜数，愿闻其故。夫同时得病，或病此，或病彼，意者天之为人生风乎，何其异也？少俞曰：夫天之生风者，非以私百姓也，其行公平正直，犯者得之，避者得无殆，非求人而人自犯之。

　　黄帝曰：一时遇风，同时得病，其病各异，愿闻其故。少俞曰：善乎哉问！请论以比匠人。匠人磨斧斤，砺刀削，斫材木。木之阴阳，尚有坚脆，坚者不入，脆者皮弛，及其交节，而缺斤斧焉。夫一木之中，坚脆不同，坚者则刚，脆者易伤，况其材木之不同，皮之厚薄，汁之多少，而各异耶。夫木之早花先生叶者，遇春霜烈风，则花落而叶萎。久曝大旱，则脆木薄皮者，枝条汁少而叶萎。久阴淫雨，则薄皮多汁者，皮溃而漉。卒风暴起，则刚脆之木，枝折杌伤。秋霜疾风，则刚脆之木，根摇而叶落。凡此五者，各有所伤，况于人乎！

　　黄帝曰：以人应木奈何？少俞答曰：木之所伤也，皆伤其枝，枝之刚而坚，未成伤也。人之有常病也，亦因其骨节、皮肤、腠

理之不坚固者，邪之所舍也，故常为病也。（杌，音兀）

　　风厥、汗出、泄痹、留痹、积聚，是为风邪五变。斧斤、刀削，皆匠人之利器也。櫄弓：宋之斤，鲁之削。枝折杌伤，木无枝曰杌。

　　黄帝曰：人之善病风厥漉汗者，何以候之？少俞答曰：肉不坚，腠理疏，则善病风。

　　黄帝曰：何以候肉之不坚也？少俞答曰：腘肉不坚而无分理者，粗理。粗理而皮不致者，腠理疏。此言其浑然者。

　　肉之聚处曰腘，即臀肉也，此肌肉之本。腘肉不坚，则其余肉必不坚也。此言其浑然者，浑举其大概而言之也。

　　黄帝曰：人之善病消瘅者，何以候之？少俞答曰：五脏皆柔弱①者，善病消瘅。

　　黄帝曰：何以知五脏之柔弱也？少俞答曰：夫柔弱者，必有刚强，刚强多怒，柔者易伤也。

　　黄帝曰：何以候柔弱之与刚强？少俞答曰：此人薄皮肤而目坚固以深者，长冲直扬，其心刚，刚则多怒，怒则气上逆，胸中蓄积，血气逆留，膓皮②充肌，血脉不行，转而为热，热则消肌肤，故为消瘅。此言其人暴刚而肌肉弱者也。（膓，同宽）

　　消瘅，即消渴（瘅，热也）。仲景《伤寒》《金匮》：厥阴之为病，消渴。肝为风木，风燥亡津，是以病渴。柔弱者，必有刚强，柔弱者，肺；刚强者，肝也。肝气刚强则怒，肺气柔弱则易伤消瘅也。长冲直扬（《论勇》作长衡直扬），长冲，目珠突露也；直扬，直眉也（《诗》：扬且之晰也。《注》：眉上横也）。膓皮充肌，血气壅阻，而反肉充塞也。

　　黄帝曰：人之善病寒热者，何以候之？少俞答曰：小骨弱肉者，善病寒热。

———————————

①　柔弱：原为"弱柔"，据《灵枢·五变》改。
②　皮：原为"肉"，据《灵枢·五变》改。

黄帝曰：何以候骨之小大，肉之坚脆，色之不一也？少俞答曰：颧骨者，骨之本也。颧大则骨大，颧小则骨小。皮肤薄而其肉无䐃，其臂懦懦然，其地色殆然，不与其天同色，污然独异，此其候也。臂薄者，其髓不满，故善病寒热也。

懦懦，弱貌。地者，面之下部。天者，面之上部也。殆然、污然，晦而不明也。

黄帝曰：何以候人之善病痹者？少俞答曰：粗理而肉不坚者，善病痹。

黄帝曰：痹之高下有处乎？少俞答曰：欲知其高下者，各视其部。

各视其部，视其肉所不坚之部也。

黄帝曰：人之善病肠中积聚者，何以候之？少俞答曰：皮肤薄而不泽，肉不坚而淖泽，如此肠胃恶，恶则邪气留止，积聚乃伤。脾胃之间，寒温不次，邪气稍至，蓄积留止，大聚乃起。（淖，音闹）

淖泽，湿气濡滞也。

黄帝曰：夫病形，余已知之矣，愿闻其时。少俞答曰：先立其年，以知其时，时高则起，时下则殆。虽不陷下，当年有冲通，其病必起。是谓因形而生病，五变之纪也。故用针者，不知年之所加，气之盛衰，虚实之所起，不可以为工也。（故用针者至末，误在《官针》）

愿闻其时，病起之时也。先立其年，立其主运之年也。以知其时，知其时令之生克也。时高则起，得生旺而病愈也。时下则殆，遇衰克而病危也。虽不陷下，当年有冲通，其病必起，虽非衰克之时，而当其年有所冲犯而感通，其病亦所必起（起，病作也）。是谓因形而生病，五变之纪也，因其形虚而生病，五变之纲纪也。

黄帝曰：有人于此，并行并立，其年之长少等也，衣之厚薄均也，卒然遇烈风暴雨，或病或不病，或皆病或皆不病，其故何也？少俞曰：帝问何急？

黄帝曰：愿尽闻之。少俞曰：春青风，夏阳风，秋凉风，冬寒风。凡此四时之风者，其所病，各不同形。

黄帝曰：四时之风，病人如何？少俞曰：黄色薄皮弱肉者，不胜春之虚风；白色薄皮弱肉者，不胜夏之虚风；青色薄皮弱肉者，不胜秋之虚风；赤色薄皮弱肉者，不胜冬之虚风也。

黄帝曰：黑色不病乎？少俞曰：黑色而皮厚肉坚，固不伤于四时之风。其皮薄而肉不坚，色不一者，长夏至而有虚风者，病矣；其皮厚而肌肉坚者，长夏至而有虚风，不病矣；其皮厚而肌肉坚者，必重感于寒，外内皆然，乃病。

黄帝曰：善！（此段旧误在《论勇》）

黄色不胜春，木克土也。白色不胜夏，火克金也。青色不胜秋，金克木也。赤色不胜冬，水克火也。黑色不胜长夏，土克水也。

论疾诊尺 五十三

黄帝问于岐伯曰：余欲无视色持脉，独调其尺，以言其病，从外知内，为之奈何？岐伯曰：审其尺之缓急、小大、滑涩，肉之坚脆，而病形定矣。视人之目窠上微壅，如新卧起状，其颈脉动，时咳，按其手足上，窅而不起者，风水，肤胀也。尺肤滑而淖泽者，风也。尺肉弱者，解㑊。安卧脱肉者，寒热，不治。尺肤滑而泽脂者，风也。尺肤涩者，风痹也。尺肤粗如枯鱼之鳞者，水泆，饮也。尺肤热甚，脉盛躁者，病温也。其脉盛而滑者，病且出也。尺肤寒，其脉小者，泄，少气。尺肤炬然，先热后寒者，寒热也。尺肤先寒，久持①之而热者，亦寒热也。（㑊，与迹同）

---

① 持：原为"大"，据《黄帝内经太素校注》改。

"目窠上微壅，如新卧起状，颈脉动，时咳"段，与《水胀》篇同义，详彼篇。解㑊，形迹懈怠也。病且出者，病将外退也。炬然，热蒸之象。

肘所独热者，腰以上热；手所独热者，腰以下热。肘前独热者，膺前热；肘后独热者，肩背热。臂中独热者，腰腹热；肘后粗以下三四寸热者，肠中有虫。掌中热者，腹中热；掌中寒者，腹中寒。鱼上白肉有青血脉者，胃中有寒。尺炬然热，人迎大者，当夺血。尺坚大，脉小甚，少气。悗有加，立死。

掌后手大指根白肉丰起者，为鱼。炬然，热盛之象。人迎，足阳明动脉，在喉旁。

诊血脉者，多赤多热，多青多痛，多黑为久痹，多赤、多黑、多青皆见者，寒热。诊寒热者，赤脉上下至瞳子，见一脉，一岁死；见一脉半，一岁半死；见二脉，二岁死；见二脉半，二岁半死；见三脉，三岁死。诊目痛，赤脉从上下者，太阳病；从下上者，阳明病；从外走内者，少阳病。目赤色者病在心，白在肺，青在肝，黄在脾，黑在肾。黄色不可名者，病在胸中。诊龋齿痛，按其阳之来，有过者独热，在左左热，在右右热，在上上热，在下下热。身痛而色微黄，齿垢黄，爪甲上黄，黄疸也。安卧，小便黄赤，脉小而涩者，不嗜食。女子手少阴脉动甚者，妊子。婴儿病，其头毛皆逆上者，必死。耳间青脉起者，掣痛。大便赤瓣，飧泄，脉小者，手足寒，难已；飧泄，脉小，手足温，易已。人病，其寸口之脉与人迎之脉小大等，及其浮沉等者，病难已也。

诊寒热，赤脉上下至瞳子，与《寒热》篇同。太阳为目上网，阳明为目下网，少阳行于目锐眦，故目痛。赤脉从上下者，太阳病；从下上者，阳明病；从外走内者，少阳病。手阳明脉入下齿，足阳明脉入上齿，按其阳之来，手足阳明之来也。手少阴脉，手少阴之神门也，动在掌后锐骨之端，胎结中宫，阻其君火降蛰之路，故神门动甚。头毛逆上者，皮毛焦也，故必死。耳间青脉起者，足少阳循耳下行，胆木上逆，故挛痛。大便赤瓣，红紫成块也。手足寒，脾阳败七。寸口候阴，人迎候阳，秋冬寸口微大，春夏人迎微大，是其常也。小大浮沉相等，其在秋冬则阳盛而阴衰，春夏则阴盛而阳衰，偏而不平，故病难已也。

阴阳系日月五十四

黄帝曰：余闻天为阳，地为阴；日为阳，月为阴，其合之于人奈何？岐伯曰：腰以上为天，腰以下为地，故天为阳，地为阴。足之十二经脉，以应十二月，月生于水，故在下者为阴，手之十指，以应十日，日生于火，故在上者为阳。

黄帝曰：合之于脉奈何？岐伯曰：寅者，正月之生阳也，主左足之少阳。未者，六月，主右足之少阳。卯者，二月，主左足之太阳。午者，五月，主右足之太阳。辰者，三月，主左足之阳明。巳者，四月，主右足之阳明。此两阳合于前，故曰阳明。申者，七月之生阴也，主右足之少阴。丑者，十二月，主左足之少阴。酉者，八月，主右足之太阴。子者，十一月，主左足之太阴。戌者，九月，主右足之厥阴。亥者，十月，主左足之厥阴。此两阴交尽，故曰厥阴。甲主左手之少阳，己主右手之少阳，乙主左手之太阳，戊主右手之太阳。丙主左手之阳明，丁主右手之阳明。此两火并合，故为阳明。庚主右手之少阴，癸主左手之少阴。辛主右手之太阴，壬主左手之太阴。故足之阳者，阴中之少阳也；足之阴者，阴中之太阴也。手之阳者，阳中之太阳也；手之阴者，阳中之少阴也。腰以上者为阳，腰以下者为阴。其于五脏也，心为阳中之太阳，肺为阳中之少阴，肝为阴中之少阳，脾为阴中之至阴，肾为阴中之太阴。

黄帝曰：以治之①奈何？岐伯曰：正月、二月、三月，人气在左，无刺左足之阳。四月、五月、六月，人气在右，无刺右足之阳。七月、八月、九月，人气在右，无刺右足之阴。十月、十一月、十二月，人气在左，无刺左足之阴。

黄帝曰：五行以东方为甲乙木，王春，春色苍，主肝，肝者，足厥阴也。今乃以甲为左手之少阳，不合于数，何也？岐伯曰：此天地之阴阳也，非四时五行之以次行也。且夫阴阳者，有名而无形，故数之可十，离之可百，散之可千，推之可万。此之谓也。

天地之阴阳，无定者；四时五行之阴阳，以次运行，有定者也。故曰：此天地之阴阳，非四时五行之以次行也。离之可十，离，拆也；散之可千，散，分也。

黄帝曰：愿闻身形应九野奈何？岐伯曰：请言身形之应九野也。左足应立春，其日戊寅己丑。左胁应春分，其日乙卯。左手应立夏，其日戊辰己巳。膺喉首头应夏至，其日丙午。右手应立秋，其日戊申己未。右胁应秋分，其日辛酉。右足应立冬，其日戊戌己亥。腰尻下窍应冬至，其日壬子。六腑膈下三脏应中州，其大禁，大禁太乙所在之日，及诸戊己。凡此九者，善候八正所在之处，所主左右上下②身体痈肿者，欲治之，无以其所直之日溃治之，是谓天忌日也。（此段旧误在《九针论》）

膈下三脏，脾、肝、肾也。太乙随八节，而居八方，详见《九宫八风》，八正所在，即太乙所在。太乙八节移居，主人上下左右八处，其所直之日，是谓天忌日，勿以其日破痈肿而取脓血也。

---

① 之：原无，据《灵枢·阴阳系日月》补。
② 左右上下：原为"上下左右"，据《灵枢·九针论》改。

通天五十五

黄帝问于少师曰：余尝闻人有阴阳，何谓阴人，何谓阳人？少师曰：天地之间，六合之内，不离于五，人亦应之，非徒一阴一阳而已也，而略言耳，口弗能遍明也。

黄帝曰：愿略闻其意，有贤人圣人，心能备而行之乎？少师曰：盖有太阴之人，少阴之人，太阳之人，少阳之人，阴阳和平之人。凡五人者，其态不同，其筋骨气血各不等。

五行有五，人亦应之，非徒一阴一阳而已。曰阴人阳人者，此略言其概耳。若推广其义，则五五又分二十五人，口弗能遍明也。

黄帝曰：其不等者，可得闻乎？少师曰：太阴之人，贪而不仁，下齐湛湛，好内而恶出，心和而不发，不务于时，动而后之。此太阴之人也。（湛，音沉。内，音纳）

湛湛，深沉之意。不务于时，动而后之，不躁动也。

少阴之人，小贪而贼心，见人有亡，常若有得；见人有荣，乃反愠怒。好伤好害，心疾而无恩①。此少阴之人也。

心疾，心娟疾也。

太阳之人，居处于于，好言大事，无能而虚说，志发于四野，举措不顾是非，为事如常自用②，事虽败而常无悔。此太阳之人也。

于于，舒泰之象。志发于四野，志大而无当也。

少阳之人，谛谛好自贵，有小小官，则高自宜，好为外交，而不内附。此少阳之人也。

---

① 心疾而无恩：妒嫉而忘恩负义之人。
② 为事如常自用：意气用事，即刚愎自用之人。

误谛好自贵，小有精明，审谛而出，因以自负也。有小小官，则高自宜，高自位置也。

阴阳和平之人，居处安静，无为惧惧，无为欣欣，婉然从物，或与不争，与时变化，尊则谦谦，谭而不治，是谓至治。

谭而不治，但谭其理，而不治其事。无为而治，是谓至治。

古之善用针艾者，视人五态乃治之，盛者泻之，虚者补之。

黄帝曰：治人之五态奈何？少师曰：太阴之人，多阴而无阳，其阴血浊，其卫气涩，阴阳不和，缓筋而厚皮，不之疾泻，不能移之。少阴之人，多阴而少阳，小胃而大肠，六腑不调，其阳明脉小而太阳脉大，必审调之，其血易脱，其气易败也。太阳之人，多阳而少阴，必谨调之，无脱其阴，而泻其阳，阳重脱者易狂，阴重脱者暴死，不知人也。少阳之人，多阳而少阴，经小而络大，血中而气外，实阴而虚阳，独泻其络脉则强，气脱而疾，中气不足，病不起也。阴阳和平之人，其阴阳之气和，血脉调，谨诊其阴阳，视其邪正，安容仪，审有余不足，盛则泻之，虚则补之，不盛不虚，以经取之。此所以调阴阳，别五态之人者也。

实阴而虚阳，宜实其阴而虚其阳。独泻其络脉，即虚其阳，是以强也，安容仪者，安详其容仪，以审之也。

黄帝曰：夫五态之人者，相与无故，卒然新会，未知其行也，何以别之？少师答曰：众人之属，不如五态之人者，故五五二十五人，而五态之人不与焉。五态之人，尤不合于众者也。

黄帝曰：别五态之人奈何？少师曰：太阴之人，其状黮黮然黑色，念然下意，临临然长大，腘然未偻。此太阴之人也。

少阴之人，其状清然窃然，固以阴贼，立而躁险，行而似伏。此少阴之人也。

太阳之人，其状轩轩储储，反身折腘。此太阳之人也。

少阳之人，其状立则好仰，行则好摇，两臂两肘，常出于背。

此少阳之人也。

阴阳和平之人，其状委委然，随随然，颙颙然，愉愉然，暶暶然，豆豆然，众皆曰君子。此乃阴阳和平之人也。（颙，音雍。黮，音谭。暶，音旋）

黮黮，色黑而不明也。念然下意，意下而心深也。朑然未偻，膝屈而非偻。委委、随随、颙颙、愉愉、暶暶、豆豆，皆从容和适之象也。

黄帝问于伯高曰：愿闻人之肢节以应天地，奈何？伯高答曰：天圆地方，人头圆足方以应之。天有日月，人有两目。天有风雨，人有喜怒。天有雷电，人有声音。天有冬夏，人有寒热。天有昼夜，人有卧起。天有列星，人有牙齿。天有阳阴，人有夫妻。天有四时，人有四肢。天有五音，人有五脏。天有六律，人有六腑。天有十日，人有手十指。辰有十二，人有足十指、茎、垂①以应之，女子不足二节，以抱人形。岁有十二月，人有十二节。岁有三百六十五日，人有三百六十五②节。地有高山，人有肩膝。地有山石，人有高骨。地有小山，人有小节。地有深谷，人有腋腘。地有聚邑，人有䐃肉。地有泉脉，人有卫气。地有林木，人有募筋。地有草蓂，人有毫毛。地有四时不生草，人有无子。地有九州，人有九窍。地有十二经水，人有十二经脉。此人与天地相应者也。（此段旧误在《邪客》）

阴阳二十五人 五十六

黄帝曰：余问阴阳之人何如？伯高曰：天地之间，六合之内③，

---

① 垂：包括睾丸等阴囊内之组织、器官。

② 五：原无，据《灵枢·邪客》补。

③ 六合之内：东西南北和上下，即宇宙间。

不离于五，人亦应之。故五五二十五人之政，而阴阳之人不与焉。

黄帝曰：其态又不合于众者五，余已知之矣。愿闻二十五人之形，血气之所生，别而以候，从外知内何如？岐伯曰：悉乎哉问也！此先师之秘也，伯高犹不能明之也。

黄帝避席遵循而却曰：余闻之，得其人弗教，是谓重失。得而泄之，天将厌之。余愿得而明之，金匮藏之，不敢扬之。岐伯曰：先立五形金木水火土，别其五色，异其五形之人，而二十五人具矣。

黄帝曰：愿卒闻之。岐伯曰：慎之慎之，臣请言之。

伯高答辞，在《通天》篇。遵循，与逡巡同。

木形之人，比于上角，似于苍帝。其为人苍色，小头，长面，大肩背，直身，小手足好，有才，劳心，少力，多忧，劳于事，能春夏不能秋冬，秋冬感而病生，足厥阴，佗佗然。太角之人，比于左足少阳，少阳之上，遗遗然。左角之人，比于右足少阳，少阳之下，随随然。钛角之人，比于右足少阳，少阳之上，推推然。判角之人，比于左足少阳，少阳之下，括括然。（能，音耐，下同。佗，音驼。钛，音代）

足厥阴，肝经，属木。佗佗，筋力松懈，足膝迟重之意。上角，木形之全者，左之上为太角，右之下为左角，右之上为钛角，左之下为判角（判，半也）。于上角而分左右，于左右而分上下，是木形之五人也。比于足少阳者，少阳与厥阴为表里，皆属木也。遗遗、随随、推推、括括，形容其象也。下四段，皆仿此。

火形之人，比于上徵，似于赤帝。其为人赤色，广䏚，锐面，小头，好肩背髀腹，小手足，行安地，疾心，行摇肩背，肉满，有气，轻财，少信，多虑，见事明，好颜，急心，不寿，暴死。能春夏不能秋冬，秋冬感而病生，手少阴，核核然。质徵之人，比于左手太阳，太阳之上，肌肌然。少徵之人，比于右手太阳，太

阳之下，慆慆然。右徵之人，比于右手太阳，太阳之上，鲛鲛然。质判之人，比于左手太阳，太阳之下，支支颐颐然。（朋，音引）

朋，脊肉也。此火形之五人。质徵亦作太徵。质判，太徵之半也。

土形之人，比于上宫，似于上古黄帝。其为人黄色，圆面，大头，美肩背，大腹，美股胫，小手足，多肉，上下相称，行安地，举足浮，安心，好利人，不喜权势，善附人也。能秋冬不能春夏，春夏感而病生，足太阴，敦敦然。太宫之人，比于左足阳明，阳明之上，婉婉然。加宫之人，比于左足阳明，阳明之下，坎坎然。少宫之人，比于右足阳明，阳明之上，枢枢然。左宫之人，比于右足阳明，阳明之下，兀兀然。

此土形之五人。

金形之人，比于上商，似于白帝。其为人方面，白色，小头，小肩背，小腹，小手足，如骨发踵外，骨轻，身清廉，急心，静悍，善为吏。能秋冬不能春夏，春夏感而病生，手太阴，敦敦然。钛商之人，比于左手阳明，阳明之上，廉廉然。右商之人，比于左手阳明，阳明之下，脱脱然。太商之人，比于右手阳明，阳明之上，监监然。少商之人，比于右手阳明，阳明之下，严严然。

此金形之五人。

水形之人，比于上羽，似于黑帝。其为人黑色，面不平，大头，廉颐，小肩，六腹，动手足，发行摇身，下尻长，背延延然，不敬畏，善欺绐人，戮死。能秋冬不能春夏，春夏感而病生，足少阴，汗汗然。太羽之人，比于右足太阳，太阳之上，颊颊然。少羽之人，比于左足太阳，太阳之下，纡纡然。众之为人，比于右足太阳，太阳之下，洁洁然。桎之为人，比于左足太阳，太阳之上，安安然。

此水形之五人。众，众羽。桎，桎羽。

是故五形之人二十五变者，众之所以相欺者是也。

黄帝曰：得其形，不得其色，何如？岐伯曰：形胜色、色胜形者，至其胜时年加，感则病行，失则忧矣。形色相得者，富贵大乐。

黄帝曰：其形色相胜之时，年加可知乎？岐伯曰：凡年忌下上之人，大忌常加。七岁、十六岁、二十五岁、三十四岁、四十三岁、五十二岁、六十一岁，皆人之大忌，不可不自安也，感则病行，失则忧矣。当此之时，无为奸事。是谓年忌。

众之所以相欺者，众人疑惑而不能辨也。形胜色者，如木形而黄色，色胜形者，如白色而木形也。失则忧者，既病而又有所失也。加可知乎，加以感伤，可推而知也。

黄帝曰：夫子之言脉之上下，气血之候，以知形气奈何？岐伯曰：足阳明之上，血气盛则髯美长；血少气多则髯短；气少血多则髯少；气血皆少则无髯，两吻多画。足阳明之下，血气盛则下毛美长至胸；血多气少则下毛美短至脐，行则善高举足，足指少肉，足善寒；血少气多则肉而善瘃；血气皆少则无毛，有则稀枯悴，善痿厥、足痹。（瘃，音竹）

足阳明之上者，挟口，环唇，而为髯（口旁须）；足阳明之下者，会于气街，而为下毛。瘃，足寒裂也。

足少阳之上，气血盛则通髯美长；血多气少则通髯美短；血少气多则少须；气血皆少则无须，感于寒湿则善痹，骨痛爪枯也。足少阳之下，血气盛则胫毛美长，外踝肥；血多气少则胫毛美短，外踝皮坚而厚；血少气多则胻毛少，外踝皮薄而软；血气皆少则无毛，外踝瘦①，无肉。

足少阳之上者，下大迎，加颊车，而为须髯（在颐曰须，在

————————

① 瘦：原为"庾"，据《灵枢·阴阳二十五人》改。

颊曰鬓）；足少阳之下者，出膝外，抵绝骨，而为胫毛。

足太阳之上，血气盛则美眉，眉有毫毛；血多气少则恶眉，面多少理；血少气多则面多肉，血气和则美色。足太阳之下，血气盛则跟肉满，踵坚；气少血多则瘦，跟空；血气皆少则喜转筋，踵下痛。

足太阳之上者，起目眦，上额颅，而为眉；足太阳之下者，贯腨肠，出外踝，而为循踵。

手阳明之上，血气盛则髭美，血少气多则髭恶，血气皆少则无髭；手阳明之下，血气盛则腋下毛美，手鱼肉以温；血气皆少则手瘦以寒。

手阳明之上者，扶口，交人中，而为髭（口上曰髭，口下曰须）；手阳明之下者，从臑外上肩，而为腋毛。

手少阳之上，血气盛则眉美以长，耳色美；血气皆少则耳焦、恶色；手少阳之下，血气盛则手卷，多肉以温；血气皆少则寒以瘦；气少血多则瘦以多脉。

手少阳之上者，出耳前，交锐眦，而为眉；手少阳之下者，起名指，循手表，而走腕。

手太阳之上，血气盛则口多须，面多肉以平；血气皆少则面瘦、恶色；手太阳之下，血气盛则掌肉充满，血气皆少则掌瘦以寒。

手太阳之上者，循颈，上颊，而为须；手太阳之下者，起小指，循外踝，而上臂。

黄帝曰：二十五人者，刺之有约乎？岐伯曰：美眉者，足太阳之脉气血多；恶眉者，气血少；其肥而泽者，血气有余；肥而不泽者，气有余，血不足；瘦而不泽者，气血俱不足。审察其形气有余、不足而调之，可以知逆顺矣。

黄帝曰：刺阴阳道顺奈何？岐伯曰：按其寸口人迎，以调阴阳。切循其经络之凝涩，结而不通者，此于身，皆为痛痹，甚则不行，故凝涩；凝涩者，致气以温之，血和乃止。其结络者，脉结血不和，决之乃行。故曰：气有余于上者，导而下之；气不足于上者，推而休之；其稽留不至者，因而迎之；寒与热争者，导而行之；其宛陈血不结者，则而与之。必明于经隧，乃能持之。必先明知二十五人，则血气之所在，左右上下，刺约毕矣。

必明于经隧，乃能持之，明于经隧之滑涩行止，乃能维持之，而得其平也。

黄帝曰：妇人无须者，无气无血乎？岐伯曰：冲脉、任脉皆起于胞中，上循背里，为经络之海。其浮而外者，循腹右上行，会于咽喉，别而络唇口。血气盛则充肤热肉，血独盛则澹渗皮肤，生毫毛。今妇人之生，有余于气，不足于血，以其数脱血也，冲任之脉，不荣口唇，故须不生焉。

黄帝曰：士人有伤于阴，阴气绝而不起，阴不用，然其须不去，其故何也？宦者独去何也？愿闻其故。岐伯曰：宦者去其宗筋，伤其冲脉，血泻不复，皮肤内结，唇口不荣，故须不生。

黄帝曰：其天宦者，未尝被伤，不脱于血，然其须不生，其故何也？岐伯曰：此天之所不足也，其任冲不盛，宗筋不成，有气无血，唇口不荣，故须不生。

天宦，生而宦者也。

黄帝曰：善乎哉！圣人之通万物也，若日月之光影，音声鼓响，闻其声而知其形，其非夫子，孰能明万物之精。是故圣人视其颜色，黄赤者多热气，青白者少热气，黑色者多血少气。美眉者，太阳多血；通髯极须者，少阳多血；美须者，阳明多血。此其时然也。夫人之常数，太阳常多血少气，少阳常多气少血，阳明常多气多血，厥阴常多血少气，少阴常少血多气，太阴常多血少气。此天之常数也。（以上二段，旧误在《五音五味》）。

通髯极须，其髯上下相通，而至于须也。

五音五味五十七

右徵与少徵，调右手太阳上。左商与左徵，调左手阳明上。少徵与太宫，调左手阳明上。右角与太角，调右足少阳下。太徵与少徵，调左手太阳上。众羽与少羽，调右足太阳下。少商与右商，调右手太阳下。桎羽与众羽，调右足太阳下。少宫与太宫，调右足阳明下。判角与少角，调右足少阳下。钛商与上商，调右足阳明下。钛商与上角，调左足太阳下。

太宫与上角，同右足阳明上。左角与太角，同左足阳明上。少羽与太羽，同右足太阳下。左商与右商，同左足阳明上。加宫与太宫，同左足少阳上。质判与太宫，同左手太阳下。判角与太角，同左足少阳下。太羽与太角，同右足太阳上。太角与太宫，同右足少阳上。

右徵、质徵、少徵、上徵、判徵。右角、钛角、上角、太角、判角。右商、少商、钛商、上商、左商。少宫、上宫、太宫、加宫、左宫。众羽、桎羽、上羽、太羽、少羽。上徵与右徵同，谷麦，畜羊，果杏，手少阴，脏心，色赤，味苦，时夏。上羽与太羽同，谷大豆，畜彘，果栗，足少阴，脏肾，色黑，味咸，时冬。上宫与太宫同，谷稷，畜牛，果枣，足太阴，脏脾，色黄，味甘，时季夏。上商与右商同，谷黍，畜鸡，果桃，手太阴，脏肺，色白，味辛，时秋。上角与太角同，谷麻，畜犬，果李，足厥阴，脏肝，色青，味酸，时春。

此明《阴阳二十五人》之义，文多错误，难可强解。

病论

黄帝闲居，辟左右而问于岐伯曰：余已闻九针之经，论阴阳逆顺六经已毕，愿得口问。岐伯避席再拜曰：善乎哉问也，此先师之所口传也。

黄帝曰：愿闻口传。岐伯答曰：夫百病之始生也，皆生于风雨寒暑，阴阳喜怒，饮食居处，大惊卒恐，则血气分离，阴阳破散，经络厥绝，脉道不通，阴阳相逆，卫气稽留，经脉虚空，血气不次，乃失其常。论不在经者，请道其方。

血气不次，错乱不循次序也。

黄帝曰：人之欠者，何气使然？岐伯答曰：卫气昼日行于阳，夜半则行于阴，阴者主夜，夜者卧。阳者主上，阴者主下，阴气积于下，阳气未尽，阳引而上，阴引而下，阴阳相引，故数欠。阳气尽，阴气盛，则目瞑；阴气尽而阳气盛，则寤矣。泻足少阴，补足太阳。

欠者，张口呵气也。卫气昼行于阳，夜行于阴，阳动则寤，阴静则寐。日暮阳衰，而未至遽尽，阴引而下，阳引而上，阴阳相引，故数欠伸。阳尽阴盛，蛰藏得政，则目瞑；阴尽阳盛，生发当令，则人寤。泻足少阴，补足太阳，阳旺而阴不能引，则欠止矣。

黄帝曰：人之哕者，何气使然？岐伯曰：谷入于胃，胃气上注于肺，今有故寒气与新谷气俱还入于胃，新故相乱，真邪相攻，气并相逆，复出于胃，故为哕。补手太阴①，泻足少阴。

---

① 阴：原为"阳"，据《灵枢·口问》改。

故寒新谷，入于胃中，新故相乱，正邪相攻，气并相逆，复出于胃，故为哕也。补手太阴，泻足少阴，肺气下行，则哕止矣。（水泻土燥，胃降则肺收矣）

黄帝曰：人之唏者，何气使然？岐伯曰：此阴气盛而阳气虚，阴气疾而阳气徐，阴气盛而阳气绝，故为唏。补足太阳，泻足少阴。

唏，歔欷也。悲欢歔欷，阴惨之象，故为阴盛阳虚。

黄帝曰：人之噫者，何气使然？岐伯曰：寒气客于胃，厥气从下上散，复出于胃，故为噫。补足太阴、阳明，一曰补眉本也。

寒气在胃，胃气上逆，故为噫。噫者，食停而嗳气也。此脾胃之虚，故补足太阴、阳明。眉本，足太阳之攒竹也。

黄帝曰：人之嚏者，何气使然？岐伯曰：阳气和利，满于心，出于鼻，故为嚏。补足太阳荣[①]、眉本，一曰眉上也。

肺窍于鼻，阳气和利，满于心部，不及下行，逆行而上，出于鼻窍，故为嚏。此阳气不降，补足太阳而荣其眉本，使脏气得政而阳降于下也。眉上，足太阳之曲差也，亦与攒竹同治。

黄帝曰：人之太息者，何气使然？岐伯曰：忧思则心系急，心系急则气道约，约则不利，故太息以伸出之。补手少阴、心主、足少阳，留之也。

忧思郁结，心系急而气道约，约则气息不利，故太息以伸出之。补手少阴、心主、足少阳，留之双益君相之火，使之下根，阴退湿消，肺胃下行，气道自开矣。

黄帝曰：人之哀而泣涕出者，何气使然？岐伯曰：心者，五脏六腑之主也；目者，宗脉之所聚也，上液之道也；口鼻者，气之门户也。悲哀愁忧则心动，心动则五脏六腑皆摇，摇则宗脉感，

---

① 足太阳荣：《黄帝内经太素校注·十二邪》云："太阳荣在通谷，足指外侧本节前陷中。""荣"通"荥"，足太阳荣穴为足通谷。

宗脉盛则液道开，液道开故泣涕出焉。液者，所以灌精濡空窍者也，故上液之道开则泣，泣不止则液竭，液竭则精不灌，精不灌则目无所见矣，故命曰夺精。补天柱，经挟颈。

心为脏腑之主，目为宗脉所聚、上液之道，口鼻为气之门户。悲哀愁忧，动其心君，心动则脏腑摇而宗脉感，液道开而门户辟，故泣涕出焉（泣出于目，涕出于鼻）。液者，所以灌精而濡空窍者也，液道开而泣不止，则液竭而精不灌，精不灌则目无所见，故命曰夺精。补太阳之天柱，以益其水。其经挟颈项之后，其穴在柱骨之旁也。

黄帝曰：人之涎下者，何气使然？岐伯曰：饮食者，皆入于胃，胃中有热则虫动，虫动则胃缓，胃缓则廉泉开，故涎下。补足少阴。

廉泉，任脉穴。补足少阴，以清胃气也。

黄帝曰：人之啰者，何气使然？岐伯曰：胃不实则诸脉虚，诸脉虚则筋脉懈惰，筋脉懈惰则行阴用力，气不能复，故为啰。因其所在，补分肉间。（啰，音朵）

啰，战摇也。胃弱脉虚，筋脉懈惰，益以行阴用力（入房），气不能复，故为啰。因其所在之处，补分肉之间，以助其胃也。

黄帝曰：人之振寒者，何气使然？岐伯曰：寒气客于皮肤，阴气盛，阳气虚，故为振寒寒栗。补诸阳。

寒客皮毛，阴盛阳虚，鼓动于中，不能外发，故为振寒寒栗。补诸阳者，手足六经之阳也。

黄帝曰：人之耳中鸣者，何气使然？岐伯曰：耳者，宗脉之所聚也。胃中空则宗脉虚，虚则下溜，脉有所竭，故耳鸣。补客主人、手大指爪甲上与肉交者也。

胃气空乏，宗脉虚弱，清气下溜，浊气上逆，脉有所竭，故耳鸣。竭者，浊阴盛而清阳竭也。足少阳脉循两耳，自头走足，补足少阳之客主人，使之降也。手大指爪甲上与肉交者，手太阴之少商，补之使其收敛逆气而下行也。

黄帝曰：人之自啮舌者，何气使然？岐伯曰：此厥逆走上，脉气辈至也。少阴气至则啮舌，少阳气至则啮颊，阳明气至则啮唇矣，视主病者则补之。

厥逆走上，脉气辈至，厥逆之气走于上焦，脉气群辈而至也。少阴之脉连舌本，故气至则啮舌。少阳之脉循耳颊，故气至则啮颊。阳明之脉环唇口，故气至则啮唇。气至者，气壅而不行也。视主病者补之，何经主病，则补何经也。

凡此十二邪者，皆奇邪之走空窍者也，故邪之所在，皆为不足①。上气不足，脑为之不满，耳为之苦鸣，头为之苦倾，目为之眩。中气不足，溲便为之变，肠为之苦鸣。下气不足，则为痿厥、心悗。

上气不足，清陷浊逆，故脑虚、耳鸣、头倾、目眩。中气不足，脾郁肝陷，故溲便变色、气滞肠鸣。下气不足，阳逆阴陷，故腰足痿厥、心宫痞悗。

黄帝曰：治之奈何？岐伯曰：肾主为欠，取足少阴。肺主为哕，取手太阴、足少阴。唏者，阴与阳绝，补足太阳，泻足少阴。噫者，补足太阴、阳明。嚏者，补足太阳眉本。太息，补手少阴、心主、足少阳，留之。泣出，补天柱，经挟颈。挟颈者，头中分也。涎下，补足少阴。弹，因其所在，补分肉间。振寒者，补诸阳。耳鸣，补客主人、手大指爪甲上与肉交者。自啮舌，视主病者，则补之。目眩头倾，补足外踝下，留之。痿厥、心悗，刺足大指间上二寸，留之。一曰足外踝下，留之。

---

① 邪之所在，皆为不足：某种病证发生的内因为局部脏腑的虚损，如咳嗽的病邪在肺部，因为肺气虚；腹胀的病邪在脾胃，因为脾胃气虚。可作为《素问·评热病论》"邪之所凑，其气必虚"的补充。前者言局部，后者言整体。

足外踝下，足太阳之昆仑也。足大指间上二寸，足厥阴之太冲也。留之，留针也。

五脏气，肝主语，心主噫，脾主吞，肺主咳，肾主欠。六腑气，胆为怒，胃为气逆为哕，大肠小肠为泄，膀胱不约为遗尿，下焦溢为水，是谓五气所病也。五并，精气并肝则怒，并心则喜，并脾则忧，并肺则悲，并肾则恐，是谓五精之气并于脏也。五藏，肝藏魂，心藏神，脾藏意，肺藏魄，肾藏精，此五脏所藏也。五主，肝主筋，心主脉，脾主肉，肺主皮，肾主骨，此五脏所主也。五液，肝主泪，心主汗，脾主涎，肺主涕，肾主唾，此五液所出也。五恶，肝恶风，心恶热，脾恶湿，肺恶燥，肾恶寒，此五脏所恶也。五劳，久行伤筋，久视伤血，久坐伤肉，久卧伤气，久立伤骨，此五劳所病也。五味，酸入肝，苦入心，甘入脾，淡入胃，辛入肺，咸入肾，是谓五味。五走，酸走筋，苦走血，甘走肉，辛走气，咸走骨，是谓五走也。五裁，病在筋，无食酸；病在血，无食苦；病在肉，无食甘；病在气，无食辛；病在骨，无食咸。口嗜而欲食之，不可多矣。必自裁也，命曰五裁。五发，阴病发于骨，阳病发于血，阴病发于肉，阳病发于冬，阴病发于夏，是谓五发。五邪，邪入于阳，则为狂；邪入于阴，则为痹；邪入于阳，抟则为颠疾；邪入于阴，抟则为喑；阳入之于阴则静，阴出之阳则怒，是谓五邪。

此与《素问·宣明五气篇》同。

阳明多血多气，太阳多血少气，少阳多气少血，太阴多血少气，厥阴多血少气，少阴多气少血，故曰刺阳明出血气，刺太阳出血恶气，刺少阳出气恶血，刺太阴出血恶气，刺厥阴出血恶气，刺少阴出气恶血也。足阳明太阴为表里，少阳厥阴为表里，太阳少阴为表里，是谓足之阴阳也。手阳明太阴为表里，少阳心主为表里，太阳少阴为表里，是谓手之阴阳也。形乐志苦，病生于脉，治之以灸刺；形苦志乐，病生于筋，治之以熨引；形乐志乐，病生于肉，治之以针石；形苦志苦，病生于咽嗌，治之以甘药，形数惊恐，筋脉不通，病生于不仁，治之以按摩醪药。是谓五形志也。（二段旧误在《九针论》）

此与《素问·血气形志》相同。

大惑论五十九

黄帝问于岐伯曰：余尝上于清冷之台，中阶而顾，匍匐而前则惑。余私异之，窃内怪之，独瞑独视，安心定气，久而不解。独搏独眩，披发长跪，俯而视之，复久之不已也。卒然自上，何气使然？岐伯对曰：五脏六腑之精气，皆上注于目而为之精。精之窠为眼，骨之精为瞳子，筋之精为黑眼，血之精为络，其窠气之精为白眼，肌肉之精为约束，裹撷筋骨血气之精而与脉并为系，上属于脑，后出于项中。故邪中于项，因逢其身之虚，其入深则随眼系以入于脑，入于脑则脑转，脑转则引目系急，目系急则目眩以转矣。邪中其精，其精所中不相比也则精散，精散则视歧，视歧故见两物。

精之窠为眼，精之窠穴，开两窍而为眼也。骨之精为瞳子，肾主骨而藏精，瞳子者，阳中之阴根也。筋之精为黑眼，肝主筋，黑眼者，瞳子外之黑睛也。血之精为络，心主脉而藏血，络者，白精之红丝也。其窠气之精为白眼，肺主气而色白，黑精外之白睛也。肌肉之精为约束，脾主肌肉，目之上下网也，约束目外。裹撷筋骨气血之精，而与宗脉并为目系，上属脑，后出于项中。故邪中于项，因逢其身之虚，而其入深，则随眼系以入于脑，脑转系急，则目眩以转矣。邪中其精，其精所中之处不相比合，精散视歧，故见两物。

瞳子、黑眼法于阴，白眼、赤脉法于阳，故阴阳合传而精明也。目者，五脏六腑之精也，营卫魂魄之所常营也，神气之所生也。目者，心使也；心者，神之舍也。神劳则魂魄散、志意乱，神精乱而不转，卒然见非常处，精神魂魄散不相得，故曰惑也。

目者，心使也；心者，神之舍也。心藏神，神明则见，故目之视物，心所使也。

黄帝曰：余疑其然。余每之东苑，未尝不惑，去之则复，余唯独为东苑劳神乎？何其异也？岐伯曰：不然也。心有所喜，神有所恶，卒然相感则精气乱、视误，故惑，神移乃复。是故间者为迷，甚者为惑。

唯，思也。间，差也。

黄帝曰：人之善忘者，何气使然？岐伯曰：上气不足，下气有余，肠胃实而心肺虚，虚则营卫留于下，久之不以时上，故善忘也。

上气不足，失根于下；下气有余，孤阴独旺；阳泄不藏，肠胃下实而心肺上虚，虚则营卫俱陷，留于下焦，久之不以时上，精不藏神，故善忘也。

黄帝曰：人之善饥而不嗜食者，何气使然？岐伯曰：精气并于脾，热气留于胃，胃热则消谷，消谷故善饥。胃气逆上，则胃脘塞，故不嗜食也。

胃气逆上，上脘填塞，故不嗜食也。

黄帝曰：病而不得卧者，何气使然？岐伯曰：卫气不得入于阴，常留于阳，留于阳则阳气满，阳气满则阳跷盛，不得入于阴则阴气虚，故目不瞑矣。

卫气夜不入阴，故不得卧。

黄帝曰：病目而不得视者，何气使然？岐伯曰：卫气留于阴，不得行于阳，留于阴则阴气盛，阴气盛则阴跷满，不得入于阳则阳气虚，故目闭也。

卫气出于目，则目开而能视，卫不入阳，故目闭也。

黄帝曰：人之多卧者，何气使然？岐伯曰：此人肠胃大而皮肤湿，而分肉不解焉。肠胃大则卫气留久，皮肤湿而分肉不解，则其行迟。夫卫气者，昼日常行于阳，夜行于阴，阳气尽则卧，阴气尽则寤。故肠胃大则卫气行留久，皮肤湿、分肉不解则行迟。留于阴也久，其气不精则欲瞑，故多卧矣。其肠胃小，皮肤滑以缓，分肉解利，卫气之留于阳也久，故少瞑焉。

分肉不解，不解利也。

黄帝曰：其非常经也，卒然多卧者，何气使然？岐伯曰：邪气留于上焦，上焦闭而不通，已食若饮汤，卫气久留于阴而不行，故卒然多卧焉。

非常经者，平常不然也。邪留上焦，上焦闭塞，益以食饮，中气愈阻，故卫气久留阴分而不上行，故卒然多卧。

黄帝曰：善！治此者邪奈何？岐伯曰：先其脏腑，诛其小过，后调其气，盛者泻之，虚者补之，必先明知其形志之苦乐，定乃取之。

定者，已经审定也。

卷 八

贼邪

九宫八风_{六十}

太乙常以冬至之日居叶蛰之宫四十六日，明日居天留四十六日，明日居仓门四十六日，明日居阴洛四十五日，明日居天宫四十六日，明日居玄委四十六日，明日居仓果四十六日，明日居新洛四十五日，明日复居叶蛰之宫，曰冬至矣。太乙日游，以冬至之日居叶蛰之宫，数所在日，从一处至九日，复反于一。常如是无已，终而复始。

太乙即北极（中宫天极星，其一明者，太乙之所居也），北极居中不动，而斗之七星，环运于外（北极，天之枢也。《论语》：譬如北辰，居其所而众星拱之）。自一至四为魁，自五至七为杓，斗杓旋指十二辰，以立月建。正月指寅，二月卯，三月辰，四月巳，五月午，六月未，七月申，八月酉，九月戌，十月亥，十一月子，十二月丑。一岁八节，太乙移居八宫。周岁三百六十六日，分属八宫，每宫得四十六日。冬至之日，居叶蛰之宫四十六日，即坎宫也。明日（四十六日之明日，自立春日始），居天留四十六日，即艮宫也。明日（春分），居仓门四十六日，即震宫也。明日（立夏），居阴洛四十五日，即巽宫也。明日（夏至），居天宫四十六日，即离宫也。明日（立秋），居玄委四十六日，即坤宫也。明日（秋分），居仓果四十六日，即兑宫也。明日（立冬），居新洛四十五日，即乾宫也。乾为天门，巽为地户，天不足西北，地不足东南，故两宫止四十五日。合之中央招摇，是为九宫。太乙按节移居，周而复始。

太乙移日，天必应之以风雨，以其日风雨则吉，岁美民安少病矣。先之则多雨，后之则多旱。太乙在冬至之日有变，占在君，太乙在春分之日有变，占在相，太乙在中宫之日有变，占在吏，太乙在秋分之日有变，占在将，太乙在夏至之日有变，占在百姓。所谓有变者，太乙居五宫之日，病风折树木，扬沙石。各以其所主占贵贱，因视风所来而占之。风从其所居之乡来，为实风，主生，长养万物，从其冲后来，为虚风，伤人者也，主杀，主害。谨候虚风而避之，故圣人日避虚邪①之道，如避石矢然，邪弗能害。此之谓也。

冬至、夏至、春分、秋分，四正之宫，合之中宫，是谓五宫。风自其所居之乡来，如冬至之北风，夏至之南风，春分之东风，秋分之西风是也。从其冲后来，谓从其对面来，如冬之南风，夏之北风是也。

是故太乙入徒，立于中宫，以朝八风，以占吉凶也。风从南方来，名曰大弱风，其伤人也，内舍于心，外在于脉，其气主为热②。风从西南方来，名曰谋风，其伤人也，内舍于脾，外在于肌，其气主弱。风从西方来，名曰刚风，其伤人也，内舍于肺，外在于皮肤，其气主为燥。风从西北方来，名曰折风，其伤人也，内舍于小肠，外在于手太阳脉，脉绝则溢，脉闭则结不通，善暴死。风从北方来，名曰大刚风，其伤人也，内舍于肾，外在于骨

---

① 虚邪：原为"邪虚"，据《灵枢·九宫八风》改。
② 其气主为热：《灵枢·九宫八风》为"气主热"。

与肩背①之膂筋，其气主为寒。风从东北方来，名曰凶风，其伤人也，内舍于大肠，外在于两胁腋骨下及肢节。风从东方来，名曰婴儿风，其伤人也，内舍于肝，外在于筋纽，其气主为身湿。风从东南方来，名曰弱风，其伤人也，内舍于胃，外在于肌肉，其气主体重。此八风皆从其虚之乡来，乃能病人。三虚相抟，则为暴病卒死。两实一虚，病则为淋露寒热。犯其雨湿之地，则为痿。故圣人避风如避石矢焉。其有三虚，而偏中于风邪，则为击仆偏枯矣。

风从南方来，谓冬至四十六日。八风皆然，故曰从其虚之乡来。三虚，义详《岁露论》，乘年之衰，逢月之空，失时之和也。抟，聚也，谓三虚相合也。淋露，淋带之证也。

岁露论六十一

黄帝问于少师曰：余闻四时八风之中人也，故有寒暑，寒则皮肤急而腠理闭，暑则皮肤缓而腠理开，贼风邪气，因得以入乎？将必须八正虚邪，乃能伤人乎？少师答曰：不然。贼风邪气之中人也，不得以时，然必因其开也，其入深，其内极病，其病人也卒暴，因其闭也；其入浅以留，其病人也徐以迟。

黄帝曰：有寒温和适，腠理不开，然有卒病者，其故何也？少师答曰：帝弗知邪入乎？虽平居，其腠理开闭缓急，其故常有时也。

黄帝曰：可得闻乎？少师曰：人与天地相参也，与日月相应也。故月满则海水西盛，人血气积，肌肉充，皮肤致，毛发坚，腠理郄，烟垢着。当是之时，虽遇贼风，其入浅不深。至其月郭

① 背：原为"臂"，据《灵枢·九宫八风》改。

空，则海水东盛，人气血虚，其卫气去，形独居，肌肉减，皮肤纵，腠理开，毛发残，烟垢落。当是之时，遇贼风则其入深，其病人也卒暴。

黄帝曰：其有卒然暴病暴死者，何也？少师答曰：三虚者，其死暴疾也；得三实者，邪不能伤人也。

黄帝曰：愿闻三虚。少师曰：乘年之衰，逢月之空，失时之和，因为贼风所伤，是谓三虚。故论不知三虚，工反为粗。

黄帝曰：愿闻三实。少师曰：逢年之盛，遇月之满，得时之和，虽有贼风邪气，不能危之也。

黄帝曰：善乎哉论！明乎哉道！请藏之金匮，命曰三实。然此一夫之论也，愿闻岁之所以皆同病者，何因而然？少师曰：此八风之候也。

黄帝曰：候之奈何？少师曰：候此者，常以冬至之日，太乙立于叶蛰之宫。其至也，天必应之以风雨者矣。风雨从南方来者，为虚风，贼伤人者也。其以夜半至也，万民皆卧而弗犯也，故其岁民少病。其以昼至者，万民懈惰而皆中于虚风，故万民多病。虚邪入客于骨而不发于外，至其立春，阳气大发，腠理开，因立春之日，风从西方来，万民又皆中于虚风，此两邪相抟，经气结代者矣。故诸逢其风而遇其雨者，命曰遇岁露焉。因岁之和，而少贼风者，民少病而少死。岁多贼风邪气，寒温不和，则民多病而死矣。

黄帝曰：虚邪之风，其所伤贵贱何如？候之奈何？少师曰：正月朔日，太乙居天留之宫，其日西北风，不雨，人多死矣。正月朔日，平旦北风，春，民多死。正月朔日，平旦北风，行，民病多者，十有三也。正月朔日，日中北风，夏，民多死。正月朔日，夕时北风，秋，民多死。终日北风，大病，死者十有六。正月朔日，风从南方来，命曰旱乡，从西方来，命曰白骨将，国有殃，人多死亡。正月朔日，风从东方来，发屋，扬沙石，国有大灾也。正月朔日，风从东南方行，春有死亡，正月朔日，天温和不风，籴贱，民不病，天寒而风，籴贵，民多病。此所谓候岁之风，峨伤人者也。二月丑不风，民多心腹病。三月戌不温，民多寒热。四月巳不暑，民多瘅病。十月申不寒，民多暴死。诸所谓风者，皆发屋，折树木，扬沙石，起毫毛，发腠理者也。（郄、隙同。峨，残同）

乘年之衰，如五运阴年，岁气不及，又遇六气之邪克之是也。逢月①之空，即月郭空也。失时之和，春不温，夏不热，秋不凉，冬不寒也。经气结代，即脉结代。两邪相合，外束皮毛，经脉壅遏，故病结代（结代者，动而中止也）。旱乡，南方火位，火旺则旱也。白骨将，西方金位，金主杀，如好杀之将，白骨成丘也。

贼风六十二

黄帝问于岐伯曰：人有八虚，各何以候？岐伯答曰：以候五脏。

黄帝曰：候之奈何？岐伯曰：肺心有邪，其气留于两肘；肝有邪，其气留于两腋；脾有邪，其气留于两髀；肾有邪，其气留于两腘。凡此八虚者，皆机关之室，真气之所过，血络之所游，邪气恶血，固不得住留，住留则伤筋络骨节，机关不得屈伸，故病挛也。

八虚皆身之大关节，邪气伏留之所也（此段旧误在《邪客》）。

黄帝曰：夫子言贼风邪气之伤人也，令人病焉，今有其不离屏蔽，不出室穴之中，卒然病者，非不离贼风邪气，其故何也？

———————

① 月：原为"日"，据文义改。

岐伯曰：此皆尝有所伤于湿气，藏于血脉之中，分肉之间，久留而不去，若有所堕坠，恶血在内而不去。卒然喜怒不节，饮食不适，寒温不时，腠理闭而不通，其开而遇风寒，血气凝结，与故邪相袭，则为寒痹，其有热则汗出，汗出则受风，虽不遇贼风邪气，必有因加而发焉。

黄帝曰：今夫子所言者，皆病人之所自知也，其毋所遇邪气，又毋怵惕之所志，卒然而病者，其故何也？唯有因鬼神之事乎？岐伯曰：此亦有故邪留而未发，因而志有所恶，及有所慕，血气内乱，两气相抟，其所从来者微，视之不见，听而不闻，故似鬼神。

黄帝曰：其祝而已者，其故何也？岐伯曰：先巫者，因知百病之胜，先知其病之所从生者，可祝而已也。

旧有湿气，或有恶血，阻其经脉，梗而不流。偶因喜怒饮食乖常失度，伤其脏腑，迨时适逢寒温不时，感其皮毛。寒则腠理闭而不通，温则孔窍开而遇风寒，风寒闭束，血气凝结，与故邪相袭（湿气、恶血），则为寒痹，其开而遇风寒，以其有热则汗出，汗出则受风也。此虽不遇贼风邪气，亦必有所因加而发焉，所以病也。

黄帝问于岐伯曰：经言夏日伤暑，秋病疟，疟之发以时，其故何也？岐伯对曰：邪客于风府，病循膂而下，卫气一日一夜，大会于风府。其明日日下一节，故其日作晏。此其先客于脊背也，故每至于风府则腠理开，腠理开则邪气入，邪气入则病作，此所[1]以日作益晏[2]也。卫气之行于风府，日下一节，二十一日下至尾骶，二十二日入脊内，注于伏冲之脉，其行九日，出于缺盆之中，

---

① 所：原无，据《灵枢·岁露论》补。
② 益晏：《素问·疟论篇》同，《灵枢·岁露论》为"尚晏"。

其气上行，故其作稍益早①。其内搏于五脏，横连募原，其道远，其气深，其行迟，不能日作，故次日乃蓄积而作焉。

黄帝曰：卫气每至于风府，腠理乃发，发则邪入焉，其卫气日下一节，则不当风府，奈何？岐伯曰：风府无常，卫气之所应，必开其腠理，气之所舍，则其府也。

黄帝曰：善！夫风之与疟也，相与同类，而风常在，而疟特以时休，何也？岐伯曰：风气留其处，疟气随经络，沉以内搏，故卫气应乃作也。

黄帝曰：善！

此与《素问·疟论篇》同。（此段旧误在《岁露论》）

邪客_{六十三}

黄帝问于伯高曰：夫邪气之客人也，或令人目不瞑，不卧出者，何气使然？伯高曰：五谷入于胃也，其糟粕、津液、宗气，分为三隧。故宗气积于胸中，出于喉咙，以贯心肺，而行呼吸焉。营气者，泌其津液，注之于脉，以化为血，以营四末，内注五脏六腑，以应刻数焉。卫气者，出其悍气之慓疾，而先行于四末分肉皮肤之间，而不休者也，昼日行于阳，夜行于阴，常从足少阴之分间，行于五脏六腑。今厥气客于五脏六腑，则卫气独卫其外，行于阳，不得入于阴。行于阳则阳气盛，阳气盛则阳跷满，不得入于阴则阴虚，故目不瞑。

卫气昼行于阳，夜行于阴（详见《卫气行》篇），其行于阴也，常从足少阴之分间（经脉分部之间），行于五脏六腑。卫气入阴，阳藏不泄，故静而能寐。今厥气客于五脏六腑（下焦阴气，

---

① 故其作稍益早：《素问·疟论篇》《针灸甲乙经》同，《灵枢·岁露论》为"故其病稍益至"。

厥逆上行），阴凝寒旺，阳根虚败则卫气独卫其外，但行于阳，不得入于阴。行于阳则阳气盛，阳气盛则阳跷之脉满，不得入于阴则阴中之阳虚，阳气失藏，故目不瞑也。

黄帝曰：善！治之奈何？伯高曰：补其不足，泻其有余，调其虚实，以通其道，而去其邪。饮以半夏汤一剂，阴阳已通，其卧立致。

黄帝曰：善！此所谓决渎壅塞，经络大通，阴阳和得者也。愿闻其方。伯高曰：其汤方以流水千里以外者八升，扬之万遍，取其清五升，煮之，炊以苇薪；火沸，置秫米一升，治半夏五合，徐炊；令竭为一升半，去其滓，饮汁一小杯，日三稍益，以知为度。其病新发者，覆杯则卧，汗出则已矣。久者，三饮而已也。

治法：先以针补其不足，泻其有余，调其阴阳虚实，以通其道路，而去其里邪。乃饮以半夏汤一剂，阴阳已通，其卧立致。盖不卧之原，因于里阴内凝，胃气不降，卫泄而阳浮也。流水、秫米，利水泄湿，半夏降胃逆以蛰阳气，胃土降蛰，阳气下根，则卧寐立致矣。决渎壅塞，决通其壅塞也。秫米，高粱米，赤色大粒（大如绿豆），秸高丈余，北方皆有之。

疾病

百病始生六十四

黄帝问于岐伯曰：夫百病之始生也，皆生于风雨寒暑、清湿喜怒。喜怒不节则伤脏，风雨则伤上，清湿则伤下。三部之气，所伤异类，愿闻其会。岐伯曰：三部之气各不同，或起于阴，或起于阳，请言其方。喜怒不节则伤脏，脏伤则病起于阴也，清湿袭虚则病起于下，风雨袭虚则病起于上，是谓三部。至于其淫泆，不可胜数。

黄帝曰：余固不能数，故问先师，愿卒闻其道。岐伯曰：风雨寒热不得虚，邪不能独伤人，卒然逢疾风暴雨而不病者，盖无虚，故邪不能独伤人。此必因虚邪之风与其身形，两虚相得，乃客其形。两实相逢，众人肉坚，不中于虚邪也。因于天时与其身形，参以虚实，大病乃成。气有定舍，因处为名，上下中外，分为三员①。

三员，即三部也。

是故虚邪之中人也，始于皮肤，皮肤缓则腠理开，开则邪从毛发入，入则抵深，深则毛发立，毛发立则淅然，故皮肤痛。留而不去，则传舍于络脉，在络之时，痛于肌肉，其痛之时息，大经乃代。留而不去，传舍于经，在经之时，洒淅②喜惊。留而不去，传舍于腧，在腧之时，六经不通，四肢则肢节痛，腰脊乃强。留而不去，传舍于伏冲之脉，在伏冲之时，体重身痛。留而不去，传舍于肠胃，在肠胃之时，贲响腹胀，多寒则肠鸣飧泄食不化，多热则溏出糜。留而不去，传舍于肠胃之外，募原之间，留着于脉，稽留而不去，息而成积。或着孙脉，或着络脉，或着经脉，或者腧脉，或着于伏冲之脉，或着于膂筋，或着于肠胃之募原，上连于缓筋，邪气淫泆，不可胜论。

痛之时息，大经乃代，痛止则内传大经，代络脉而受病也。腧，十二经之腧穴，地在四肢关节之间，邪客腧穴，格阻经脉，故六经不通，肢节痛而腰脊强。伏冲之脉，即冲脉之在脊者，督之伏行者，曰伏冲，亦曰伏膂，前行即为冲脉，实一脉也。溏出

---

① 三员：即三部，人体纵向可以分为上中下三部，横向可以分为表、半表半里、里三部。

② 洒淅：原作"淅洒"，据《灵枢·百病始生》改。

糜，便溏而胶黏也。募，肠胃之募穴；原，肓之原也（《素问·病能论》：肓之原，在脐下。肓，足少阴之肓俞是也）。肠胃之外，募原之间，其地空虚，邪气稽留，故止而成积。

黄帝曰：愿尽闻其所止然。岐伯曰：其着孙络之脉而成积者，其积往来上下臂手，孙络之居也。浮而缓，不能句积而止之，故往来移行肠胃之间，水凑渗注灌，濯濯有音。有寒则䐜满雷引，故时切痛。其着于阳明之经，则挟脐而居，饱食则益大，饥则益小。其着于缓筋也，似阳明之积，饱食则痛，饥则安。其着于肠胃之募原也，病而外连于缓筋，饱食则安，饥则痛。其着于伏冲之脉者，揣之应手而动。发手①则热气下于两股，如汤沃之状。其着于膂筋，在肠后者，饥则积见，饱则积不见，按之不得。其着于腧之脉者，闭塞不通，津液不下，孔窍干壅。此邪气之从外入内，从上下也。（句，音钩）

此言感外邪而成内积者。其着于孙络之脉而成积者，其积往来上下于臂手，是孙络之所居也。络脉浮缓，不能句积而留止之，故往来移行于肠胃之间，周身之水，凑渗注灌，濯濯有音。若再有寒②气凝郁，则腹满雷引，故时切痛。其着于阳明之经而成积者，则挟脐而居（阳明经挟脐下行），饱食则益大，饥则益小。其着于缓筋而成积者（缓筋，大筋之支者），亦似阳明之积，饱食则痛，饥则安。其着于肠胃之募原而成积者，病连于缓筋，饱食则安，饥则痛（饱食胃气壮，故安，饥则胃虚，故痛也）。其着于伏冲之脉而成积者，冲脉之下行者，注少阴之大络，出于气冲，循阴股内廉，而入腘中，揣之则气冲应手而动（气冲，足阳明经穴，亦名曰气街，毛际两旁之动脉也），发手则热气下于两股，如热汤

---

① 发手：举手、抬手。
② 寒：原无，据原文意义加。

浇沃之状。其着于脊脉①，在肠后脊前者，饥则积见，饱则积不见，按之不得。其着于腧脉者，经脉闭塞不通，津液格而不下，孔窍干涩壅阻。此皆邪气之从外入内，从上而下也。（此上下二部之病起于阳者）

黄帝曰：积之始生，至其已成奈何？岐伯曰：积之始生，得寒乃生，厥乃成积也。

黄帝曰：其成积奈何？岐伯曰：厥气生足悗，悗生胫寒，胫寒则血脉凝涩，血脉凝涩则寒气上入于肠胃，入于肠胃则䐜胀，䐜胀则肠外之汁沫迫聚不得散，日以成积。卒然多食饮则肠满，起居不节、用力过度则络脉伤。阳络伤则血外溢，血外溢则衄血；阴络伤则血内溢，血内溢则后血。肠胃之络伤则血溢于肠外，肠外有寒汁沫与血相抟，则并合凝聚不得散而成积矣。卒然外中于寒，若内伤于忧怒则气上逆，气上逆则六输不通②，温③气不行，凝血蕴裹而不散，津液涩渗，着而不去，而积皆成矣。

厥，逆也，厥乃成积，即下文气上逆则六腧不通，温气不行，凝血蕴裹，津液涩渗，而积成也。气厥则生足悗，悗生胫寒，胫寒则血脉凝涩，血脉凝涩则寒气上入于肠胃而生䐜胀，䐜胀则肠外之汁沫迫聚不散，日以成积，此时但是汁沫凝结而已。再当饮食过度，肠胃充满之时，而起居不节，用力过度，伤其络脉。阳络伤则血外溢于鼻孔，阴络伤则血内溢于大便，肠胃之络伤则血溢于肠外。其衄泄所不尽者，与肠外之寒汁沫两相持结，则并合凝聚而积成矣。再当外中风寒，或因内伤忧怒，经脏壅迫，则气必上逆，气逆则六腧不通（六经腧穴，不能旁通），温气不行（血中温气，不得运行），凝血蕴裹而不散，肠外津液涩渗于此，着而不

---

① 脊脉：上段原文为"脊筋"。
② 六输不通：六经的脉气不通。
③ 温：原为"湿"，据《灵枢·百病始生》改。

去，而积皆成矣。此以汁沫而得凝血，凝血而得津液，皆积聚所由成也。

黄帝曰：其生于阴者奈何？岐伯曰：忧思伤心，重寒伤肺，忿怒伤肝，醉以入房，汗出当风伤脾，用力过度，若入房汗出浴则伤肾，此内外三部之所生病者也。

黄帝曰：善！治之奈何？岐伯曰：察其所痛，以知其应，有余不足，当补则补，当泻则泻，毋逆天时，是谓至治①。

内外三部，见上文。察其所痛，以知其应，察其何部之所苦，以知其何部之应也。毋逆天时，顺时令之阴阳也。

春气在毛，夏气在皮肤，秋气在分肉，冬气在筋骨。刺此病者，各以其时为齐。刺肥人者，以秋冬为之齐；刺瘦人者，以春夏为之齐。（此段旧误在《终始》）

齐，准也。

邪气脏腑病形六十五

黄帝问于岐伯曰：邪气之中人也，奈何？岐伯答曰：邪气之中人，高也。

黄帝曰：高下有度乎？岐伯曰：身半以上者，邪中之也；身半以下者，湿中之也。故曰：邪之中人也，无常；中于阴则溜于腑，中于阳则溜于经。

身半以上，风邪口之，故曰邪中人高。

黄帝曰：阴之与阳也，异名同类。上下相会，经络之相贯，如环无端。邪之中人，或中于阳，或中于阴，上下左右，无有恒常，其故何也？岐伯曰：诸阳之会，皆在于面。其中人也，方乘

---

① 至治：最好的内外三部的治疗原则。

虚时，及新用力，若饮食汗出，腠理开而中于邪。中于面，则下阳明；中于项，则下太阳；中于颊，则下少阳；其中于膺背两胁，亦下其经。

手之三阳，自手走头；足之三阳，自头走足。故诸阳之会，皆在于面。面者，头也。阳明行身之前，故中于面，则下阳明。太阳行身之后，故中于项，则下太阳。少阳行身之侧，故中于颊，则下少阳。此邪中于颈项以上者。阳明行于膺前，太阳行于背后，少阳行于两胁，亦各下其本经，此邪中于颈项以下者也。

黄帝曰：其中于阴奈何？岐伯曰：中于阴者，常从臂胻始。夫臂与胻，其阴皮薄，其肉淖泽，故俱受于风，独伤其阴。

黄帝曰：此固伤其脏乎？岐伯答曰：身之中于风也，不必动脏。故邪入于阴经，则脏气实，邪气入而不能容，还之于腑。故中阳则溜于经，中阴则溜于腑。

胻，足胫也。手三阴行于臂里，足三阴行于胻里，故中于阴经者，常从臂胻始。其里面皮薄，其肌肉淖泽，孔窍常开，邪气易入，故俱受于风，独伤其阴经。

黄帝曰：邪之中人脏奈何？岐伯曰：愁忧恐惧则伤心，形寒寒饮则伤肺，以其两寒相感，中外皆伤，故气逆而上行。有所堕坠，恶血留内，若有所大怒，气上而不下，积于胁下，则伤肝。有所击仆，若醉入房，汗出当风，则伤脾。有所用力举重，若入房过度，汗出浴水，则伤肾。

黄帝曰：五脏之中风奈何？岐伯曰：阴阳俱感，邪乃得往。

邪之中人脏者，五情之邪，伤其五脏也。五脏之中风者，内伤而加外伤，阴阳俱感，邪乃得往也。

黄帝曰：善哉。邪之中人，其病形何如？岐伯曰：虚邪之中人也，洒淅动形。正邪之中人也微，先见于色，不知于身，若有若无，若亡若存，有形无形，莫知其情。

洒淅动形，皮毛振悚之义。

黄帝曰：善哉。余闻之，见其色，知其病，命曰明；按其脉，知其病，命曰神；问其病，知其处，命曰工。余愿闻见而知之，按而得之，问而极之，为之奈何？岐伯答曰：夫色脉与尺之相应也，如桴鼓影响之相应也，不得相失也，此亦本末根叶之候也，故根死则叶枯矣。色脉形肉不得相失也，故知一则为工，知二则为神，知三则神且明矣。

黄帝曰：愿卒闻之。岐伯答曰：色青者，其脉弦也；赤者，其脉钩也；黄者，其脉代也；白者，其脉毛；黑者，其脉石。见其色而不得其脉，反得其相胜之脉①，则死；得其相生之脉②，则病已矣。

尺为根，色脉为叶。肝木色青，其脉弦；心火色赤，其脉钩；脾土色黄，其脉代；肺金色白，其脉毛；肾水色黑，其脉石。

黄帝曰：五脏之所生，变化之病形何如？岐伯答曰：先定其五色五脉之应，其病乃可别也。

黄帝曰：色脉已定，别之奈何？岐伯曰：调其脉之缓急小大滑涩，而病变定矣。

黄帝曰：调之奈何？岐伯答曰：脉急者，尺之皮肤亦急；脉缓者，尺之皮肤亦缓；脉小者，尺之皮肤亦减而少气；脉大者，尺之皮肤亦贲③而起；脉滑者，尺之皮肤亦滑；脉涩者，尺之皮肤亦涩。凡此六变者，有微有甚。故善调尺者，不待于寸；善调脉者，不待于色。能参合而行之者，可以为上工，上工十全九；行二者，为中工，中工十全七；行一者，为下工，下工十全六。

参合而行之，三者相合而行之也。（贲，与坟同）

────────────

① 相胜之脉：相克之脉，如水克火，心病见肾脉。
② 相生之脉：相生之脉，如木生火，心病见肝脉。
③ 贲：通"坟"，高起来、凸起来。

黄帝曰：请问脉之缓急小大滑涩之病形何如？岐伯曰：臣请言五脏之病变也。心脉急甚者为瘛疭，微急为心痛引背，食不下；缓甚为狂笑，微缓为伏梁，在心下，上下行，时唾血；大甚为喉吤，微大为心痹引背，善泪出；小甚为善哕，微小为消瘅；滑甚为善渴，微滑为心疝引脐，小腹鸣；涩甚为喑，微涩为血溢、维厥①、耳鸣、癫疾。

《难经·十难》：心脉急甚者，肝邪干心也；微急者，胆邪干小肠也。心脉大甚者，心邪自干心也；微大者，小肠邪自干小肠也。心脉缓甚者，脾邪干心也；微缓者，胃邪干小肠也。心脉涩甚者，肺邪干心也；微涩者，大肠邪干小肠也。心脉沉甚者，肾邪干心也；微沉者，膀胱邪干小肠也。此即其义。小，肾脉也。滑，肝脉也。瘛，筋急也。疭，筋缓也。喉吤，喉中气塞也。喑，痖也。维厥，四维（即四肢）厥逆也。

肺脉急甚为癫疾；微急为肺寒热、怠惰、咳唾血、引腰背胸，若鼻息肉不通。缓甚为多汗；微缓为痿、瘘、偏风，头以下汗出不可止。大甚为胫肿；微大为肺痹，引胸背，起恶日光。小甚为泄，微小为消瘅。滑甚为息贲上气；微滑为上下出血。涩甚为呕血；微涩为鼠瘘，在颈支腋之间，下不胜其上，其应善酸。

鼠瘘，在颈支腋之间，在颈上，而连腋下也。鼠瘘，胆木上逆之病。胆木逆则肝木必陷，下陷不胜其上逆，故其应善酸。酸者，木郁之所生也。

肝脉急甚者为恶言；微急为肥气，在胁下，若覆杯。缓甚为善呕，微缓为水瘕痹。大甚为内痈，善呕衄；微大为肝痹，阴缩，咳引小腹。小甚为多饮，微小为消瘅。滑甚为癀疝，微滑为遗尿。涩甚为溢饮，微涩为瘛挛筋痹。

---

① 维厥：四肢厥冷。

《难经·五十六难》：肝之积，曰肥气，在左胁下，如覆杯。

脾脉急甚为瘛疭；微急为膈中①，食饮入而还出，后沃沫。缓甚为痿厥；微缓为风痿，四肢不用，心慧然若无病。大甚为击仆；微大为疝气②，腹裹大脓血，在肠胃之外。小甚为寒热，微小为消瘅。滑甚为㿉癃，微滑为虫毒蛕蝎腹热。涩甚为肠㿉③，微涩为内㿉，多下脓血。

膈中，即噎膈也。后沃沫，饮食吐后，多吐涎沫也。击仆，中风昏迷，若被击而颠仆也。虫毒蛕蝎，蛔蛲之属也。肠㿉，肠聚也。内㿉，内积也。

肾脉急甚为骨癫疾；微甚为沉厥，奔豚，足不收，不得前后。缓甚为折脊；微缓为洞，洞者，食不化，下嗌还出。大甚为阴痿；微大为石水，起脐以下至小腹，腄腄然，上至胃脘，死不治。小甚为洞泄；微小为消瘅。滑甚为癃㿉；微滑为骨痿，坐不能起，起则目无所见。涩甚为大痈；微涩为不月，沉痔。

骨癫疾者，肾主骨，水旺而木陷，故脉急而病癫也。沉厥，肾水寒陷而四肢厥冷也。奔豚，风木奔冲，若惊豚也。肾脉贯脊，缓甚为折脊，土克水也。腄腄，积水下垂貌。洞泄，泄之甚者。呕泄之极，皆谓之洞（空也）。沉痔，木陷而肛肿也。

黄帝曰：病之六变者，刺之奈何？岐伯答曰：诸急者多寒，缓者多热；大者多气少血，小者气血皆少。滑者阳气盛，微有热；涩者多血少气，微有寒。是故刺急者，深内而久留之；刺缓者，浅内而疾发针，以去其热；刺大者，微泻其气，无出其血；刺滑者，疾发针而浅内之，以泻其阳气，而去其热；刺涩者，必中其

---

① 膈中：食入即吐。
② 疝气：疑为"痦气"，《难经·五十六难》云：肝之积气名曰肥气，心之积名曰伏梁，脾之积名曰痦气，肺之积名曰息贲，肾之积名曰贲豚。
③ 肠㿉：直肠脱垂。

脉，随其逆顺而久留之，必先按而循之，已发针，疾按其痏，无令其血出，以和其脉；诸小者，阴阳形气俱不足，勿取以针，而调以甘药也。

涩为少血，曰刺涩者，无令其血出，血少可知，此曰多血，字误也。

黄帝问于岐伯曰：首面与身形也，属骨连筋，同血合气耳。天寒则裂地凌冰，其卒寒，或手足懈惰，然而其面不衣，何也？岐伯答曰：十二经脉，三百六十五络，其血气皆上于面而走空窍，其精气上走于目而为睛，其别气走于耳而为听，其宗气上出于鼻而为息，其浊气出于胃、走唇舌而为味。其气之津液，皆上熏于面，而皮又厚，其肉坚，故天气甚寒不能胜之也。

空窍，七窍也。

病本六十六

先病而后逆者，治其本。先逆而后病者，治其本。先寒而后生病者，治其本。先病而后生寒者，治其本。先病而后泄者，治其本。先泄而后生他病者，治其本，必且调之，乃治其他病。先热而后生病者，治其本。先病而后生中满者，治其标。先中满而后烦心者，治其本。大小便利，治其本。大小便不利，治其标。先大小便不利而后生他病者，治其本。人有客气，有同气，病发而有余，本而标之，先治其本，后治其标；病发而不足，标而本之，先治其标，后治其本。谨察间甚，以意调之，间者并行，甚者独行。

此与《素问·标本病传论》同。

病传六十七

黄帝曰：余受九针于夫子，而私览于诸方，或有导引行气、乔摩、灸、熨、刺、焫、饮药，之一者可独守耶？将尽行之乎？岐伯曰：诸方者，众人之方也，非一人之所尽行也。

黄帝曰：此乃所谓守一勿失，万物毕者也。今余已闻阴阳之要，虚实之理，倾移之过，可治之属，愿闻病之变化，淫传绝败而不可治者，可得闻乎？（乔、跷同。焫，音锐）

众人之方，非一人之所尽行，言众人各有所长，非一人之所能尽用也。守一勿失，则殊途同归，故万物毕。

岐伯曰：要乎哉问？道，昭乎其如日醒，窘乎其如夜瞑，能被而服之，神与俱成，毕将服之，神自得之，生神之理，可著于竹帛，不可传于子孙。

黄帝曰：何谓日醒？岐伯曰：明于阴阳，如惑之解，如醉之醒。

黄帝曰：何谓夜瞑？岐伯曰：暗乎其无声，漠乎其无形，折毛发理，正气横倾，淫邪泮衍①，血脉传溜，大气入脏，腹痛下淫，可以致死，不可以致生。

道之光明，昭乎其如日醒，道之幽微，窘乎其如夜瞑。毕，终也。服，习也。服习之久，故神自得之。生神之理，可著于竹帛，不可传于子孙，言淫传绝败之义，至显而至晦也。日醒者，哲人明于阴阳，如惑之解，如醉之醒也。夜瞑者，不知阴阳，失于保护，邪之中人，暗而无声，漠而无形，折毫毛而发腠理，正气横倾（倾，败也），淫邪泮涣游衍，血脉传溜不停，大气入脏，腹痛下淫（淫泆），可以致死，不可致生也。

黄帝曰：大气入脏奈何？岐伯曰：病先发于心，一日而之肺，三日而之肝，五日而之脾。三日不已，死。冬夜半，夏日中。

冬夜半，水旺火败也。夏日中，火胜无制也。

病先发于肺，三日而之肝，一日而之脾，五日而之胃。十日

———————————

① 衍：原为"倾"，据《灵枢·病传》改。

不已，死。冬日入，夏日出。

冬日入，金旺水生也。夏日出，木旺生火也。

病先发于肝，三日而之脾，五日而至胃，三日而至肾。三日不已，死。冬日入，夏早食。

冬日入，金旺木刑也。夏早食，火旺木虚也。

病先发于脾，一日而之胃，二日而之肾，三日而之膂膀胱。十日不已，死。冬人定，夏晏食。

夹脊之肉曰膂，膀胱之经所行也，冬人定，水旺侮土也。夏晏食，金旺土虚也。

病先发于胃，五日而之肾，三日而之膂膀胱，五日而上之心。二日不已，死。冬夜半，夏日昳（昳，音迭）。

冬夜半，水旺侮土也。夏日昳，土旺湿生也（日昃曰昳）。

病先发于肾，三日而之膂膀胱，三日而上之心，三日而之小肠。三日不已，死。冬大晨，夏晏晡。

冬大晨，火生水死也。夏晏晡，土旺水刑也（申时曰晡）。

病先发于膀胱，五日而之肾，一日而之小肠，一日而之心。二日不已，死。冬鸡鸣，夏下晡。

冬鸡鸣，水旺无制也。夏下晡，土旺水刑也（下晡，申后）。

诸病以次相传[1]，如是者皆有死期，不可刺也；间一脏及二三四脏[2]者，乃可刺也。

此与《素问·标本病传论篇》大略相同。

手太阴气绝则皮毛焦，太阴者，行气温于皮毛者也，故气不荣则皮毛焦，皮毛焦则津液去皮节。津液去皮节者，则爪枯毛折，

---

[1] 诸病以次相传：脏病按照相克顺序传变，即肝病传脾，脾病传肾，肾病传心，心病传肺，肺病传肝。

[2] 间一脏及二三四脏：间脏者生。间一脏，即子母相传，如脾病传心；间二三脏，如脾病传肺、脾病传肝；间四脏，为脏腑表里相传，如脾病传胃。

毛折者则毛先死。丙笃丁死，火胜金也。

肺主皮毛，肺气绝则毛先死。皮节，《难经·二十四难》作"皮节伤"。肺藏气，气化津，津枯皮槁，故焦卷如竹节也。

足厥阴气绝则筋绝，厥阴者，肝脉也；肝者，筋之合也；筋者，聚于阴器。而脉络于舌本，故脉弗荣则筋急，筋急则引舌与卵，故唇青舌卷卵缩，则筋先死。庚笃辛死，金胜木也。

肝主筋，肝气绝则筋先死。

足太阴气绝则脉不荣其唇舌，唇舌者，肌肉之本也。脉不荣则肌肉软，肌肉软则舌萎人中满，人中满则唇反，唇反者肉先死。甲笃乙死，木胜土也。

脾主肉，脾气绝则肉先死。

足少阴气绝则骨枯，少阴者，冬脉也，伏行而濡骨髓者也。故骨不濡则肉不能着也，骨肉不相亲则肉软却，肉软却故齿长而垢，发无泽，发无泽者骨先死。戊笃己死，土胜水也。

肾主骨，肾气绝则骨先死。

手少阴气绝则脉不通，脉不通则血不流，血不流则髦色不泽，故其面黑如漆柴者血先死。壬笃癸死，水胜火也。

心主脉，心气绝则血先死。

五阴气俱绝则目系转，转则目运，目运者为志先死，志先死者则远一日半死矣。

五阴，五脏也。

六阳气俱绝则阴与阳相离，离则腠理发泄，绝汗乃出，故旦占夕死，夕占旦死。（以上七段，旧误在《经脉》）

六阳，六腑也。绝汗，《难经·二十四难》：大如贯珠，转出不流是也。

淫邪发梦六十八

黄帝曰：愿闻淫邪泮衍奈何？岐伯曰：正邪从外袭内，而未有定舍，反淫于脏，不得定处，与营卫俱行，而魂魄飞扬，使人卧不得安而善梦。气淫于腑，则有余于外，不足于内；气淫于脏，则有余于内，不足于外。

黄帝曰：有余不足，有形乎？岐伯曰：阴气盛则梦涉大水而恐惧，阳气盛则梦大火而燔焫，阴阳俱盛则梦相杀。上盛则梦飞，下盛则梦堕。甚饥则梦取，甚饱则梦予。肝气盛则梦怒，肺气盛则梦恐惧、哭泣、飞扬，心气盛则梦善笑、恐、畏，脾气盛则梦歌乐、身体重不举，肾气盛则梦腰脊两解不属。凡此十二盛者，至而泻之，立已。厥气客于心则梦见丘山烟火，客于肺则梦飞扬、见金铁之奇物，客于肝则梦山林树木，客于脾则梦丘陵大泽、坏屋风雨，客于肾则梦临渊、没居水中，客于膀胱则梦游行，客于胃则梦饮食，客于大肠则梦田野，客于小肠则梦聚邑冲衢，客于胆则梦斗讼自刳，客于阴器则梦接内，客于项则梦斩首，客于胫则梦行走而不能前及居深地窌①苑中，客于股肱则梦礼节拜起，客于胞脏②则梦溲便。凡此十五不足者，至而补之，立已也。

本气盛，则自能为梦；本气虚，则厥气客之，而后为梦，总由外邪之内袭也。

---

① 窌：地窖。
② 胞脏：胞，膀胱；脏，大肠。

顺气一日分为四时 六一九

黄帝曰：夫百病之所始生也，必起于燥湿、寒暑、风雨、阴阳、喜怒、饮食、居处。气合而有形，得脏而有名，余知其然也。夫百病者，多以旦慧、昼安、夕加、夜甚①，何也？岐伯曰：四时之气使然。

黄帝曰：愿闻四时之气。岐伯曰：春生、夏长、秋收、冬藏，是气之常也，人亦应之，以一日分为四时，朝则为春，日中为夏，日入为秋，夜半为冬。朝则人气始生，病气衰，故旦慧；日中人气长，长则胜邪，故安；夕则人气始衰，邪气始生，故加；夜半人气入脏，邪气独加于身，故甚也。

黄帝曰：其时有反者何也？岐伯曰：是不应四时之气，脏独主其病者。是必以脏气之所不胜时者甚，以其所胜时者起也。

黄帝曰：治之奈何？岐伯曰：顺天之时，而病可与期。顺者为工，逆者为粗。

黄帝曰：善！

人气，阳气也（即卫气也）。

杂病 七十

厥挟脊而痛者至顶，头沉沉然，目睆睆然，腰脊强，取足太阳腘中血络。厥胸满面肿，唇漯漯然，暴言难，甚则不能言，取足阳明。厥气走喉而不能言，手足清，大便不利，取足少阴。厥而腹响响然，多寒气。腹中榖榖②，便溲难，取足太阴。（睆，音

---

① 旦慧、昼安、夕加、夜甚：疾病在一天之内的轻重变化规律。
② 榖榖：同"濌"，水名，濌濌，流水声。

荒。榖，音斛）

足太阳腘中血络，委中穴也。唇漯漯然，纵缓不收也。腹响响然，多寒气。腹中榖榖，中寒土湿，水谷不消，滞气郁勃也。

嗌干，口中热如胶，取足少阴。喉痹，不能言，取足阳明；能言，取手阳明。齿痛，不恶清饮，取足阳明；恶清饮，取手阳明。聋而不痛，取足少阳；聋而痛者，取手少阳。衄而不止，衄血流，取足太阳；衄血，取手太阳。不已，刺腕骨下[1]；不已，刺腘中出血。

清饮，冷饮也。衄血，血块也。宛骨，耳后高骨也。

疟不渴，间日而作，取足阳明；渴而日作，取手阳明。中热而喘，取足少阴腘中血络。气逆上，刺膺中陷者与胸下动脉。哕，以草刺鼻，嚏，嚏而已；无息而疾迎引之，立已；大惊之，亦可已。喜怒而不欲食，言益少，刺足太阴；怒而多言，刺足少阳。

足少阴腘中血络，阴谷穴也。胸下动脉，手太阴之中府也。无息而疾迎引之，闭口无息，而疾迎引之于鼻窍，使之嚏出也。

颠痛，刺手阳明与颠之盛脉出血。颠痛，刺足阳明曲周动脉见血，立已；不已，按人迎于经，立已。项痛，不可俯仰，刺足太阳；不可以顾，刺手太阳。

足阳明曲周动脉，即颊车也（以其周绕曲颊而名）。人迎，足阳明动脉。

心痛引腰脊[2]，欲呕，取足少阴。心痛引背，不得息，刺足少阴；不已，取手少阳。心痛，当九节[3]刺之，已刺，按之，立已；不已，上下求之[4]，得之，立已。心痛，但短气不足以息，刺手太

---

① 腕骨下：小肠经的腕骨穴。
② 心痛引腰脊：本段内容和《灵枢·杂病》顺序略有不同。
③ 九节：第九胸椎棘突下的筋缩穴。
④ 上下求之：在筋缩穴位上下，沿督脉按压、按揉寻找压痛点、反应点针刺。

阴。心痛，腹胀啬啬然，大便不利，取足太阴。心痛引小腹满，上下无常处，便溲难，刺足厥阴。

足少阴脉贯腰脊，心痛引腰脊背者，水克火也，刺足少阴以泻水，取手少阳以益火。当九节刺之，督脉之悬枢[1]也。上下求之，上求之脊中，下求之命门也。心痛，腹胀啬啬然，大便不利，脾土湿陷也。心痛引小腹满，上下无常处，便溲难，肝木遏陷也。

腹满，食不化，腹句向然，不能大便，取足太阴。腹满，大便不利，腹大，亦上走胸嗌，喘息喝喝然，取足少阴。小腹满大，上走胃，至心，淅淅身时寒热，小便不利，取足厥阴。

腹满，食不化，腹响响然（响响，气不调也），不能大便，土湿脾郁也。腹满，大便不利，上走胸嗌，喘息喝喝者，水泛土湿，邪冲肺部也。小腹满大，上走胃，至心，淅淅身时寒热，小便不利，肝气郁陷，胆气郁升，乙木不能疏泄水道也。

腹痛，刺脐左右动脉，已刺，按之，立已；不已，刺气街[2]，已刺，按之，立已。腰痛，痛上寒，取足太阳阳明；痛上热，取足厥阴；不可以俯仰，取足少阳。

脐左右动脉，足少阴之肓俞，足阳明之天枢也。气街，足阳明穴，毛际两旁动脉也。腰痛，痛上寒至末，与《素问·刺腰痛》同义，详彼篇。

膝中痛，取犊鼻，以圆利针，发而间之，针大如牦，刺膝无疑。痿厥，为四末束，悗乃疾解之，日二，不仁者，十日而知，无休，病已止。

犊鼻，足阳明穴。发而间之，发针而少停也。痿厥，为四末束，束其四末，令其经气蓄积而盛大也。悗乃疾解之，气郁生悗，疾解其缚，则积气冲决，隧路皆通。一日二次，不仁者，十日而

---

[1] 悬枢：今之悬枢定位于第1腰椎棘突下，筋缩定位于第9胸椎棘突下。

[2] 气街：今气冲。

知。为之无休，病已而止也。

温疟，汗不出，为五十九痏。风痳肤胀，为五十七痏，取皮肤之血者，尽取之。徒痳，先取环谷下三寸，以铍针针之，已刺而筩①之，而内之，入而复之，以尽其痳，必坚。来缓则烦悗，来急则安静，间日一刺之，痳尽乃止。饮闭药，方刺之时徒饮之，方饮无食，方食无饮，百三十五日。疠风②者，素刺其肿上，已刺，以锐针针其处，按出其恶血，肿尽乃止，常食方食，无食他食。着痹不去，久寒不已，卒取其三里。骨为干，转筋于阳治其阳，转筋于阴治其阴，皆焠刺之。（痳，音水）

温疟，汗不出，为五十九痏。风痳肤胀，为五十七痏，即《素问·水热穴论》热腧五十九穴、水腧五十七穴也。痳，水病也。环谷，意即足少阳之环跳也。已刺而筩之，而内之，入而复之，以尽其痳，刺后以细筩内入，频复吸取，以尽其水也。饮闭药，收敛封闭之药，恐泻其气也。三里，足阳明穴。转筋于阳，腰外也；治其阳，阳经也。转筋于阴，腰里也；治其阴，阴经也。焠刺，烧针也。

飧泄，补三阴③之上，补阴陵泉，皆久留之，热行乃止。肠中不便，取三里，盛泻之，虚补之。腹中常鸣，气上冲胸，喘不能久立，邪在大肠，刺肓之原、巨虚上廉、三里。小腹控睾，引腰脊，上冲心，邪在小肠④者，连睾系，属于脊，贯肝肺，络心系，气盛则厥逆，上冲肠胃，熏肝，散于肓，结于脐，故取之肓原以散之，刺太阴以予之，取厥阴以下之，取巨虚下廉以去之，按其所过之经以调之。善呕，呕有苦，长太息，心中憺憺，恐人将捕

---

① 筩：同"筒"，指中空如筒放入针。
② 疠风：麻风病。
③ 阴：原为"里"，据《灵枢·四时气》改。
④ 小肠：原为"小腹"，据《灵枢·四时气》改。

之，邪在胆，逆在胃，胆液泄则口苦，胃气逆则善呕，故曰呕胆，取三里以下胃气逆，刺少阳血络以闭胆逆，却调其虚实，以去其邪。饮食不下，膈塞①不通，邪在胃脘，在上脘则抑而下之，在下脘则散而去之。小腹痛肿，不得小便，邪在三焦约，取之太阳大络，视其络脉与厥阴小络结而血者，肿上及胃脘，取三里。（以上二段，旧误在《四时气》）

三阴之上，意即足太阴之三阴交也；阴陵泉亦足太阴穴，皆久留之。阳回则热行而泄止矣，肠中不便，气不舒也。大肠与肺为表里，腹中常鸣，大肠陷而肝气郁也。肠陷则肺逆，故气上冲胸，喘不能久立，其根缘邪在大肠也。《九针十二原》：肓之原，出于脖胦，即任脉之下气海也。巨虚上廉，足阳明穴。《本输》：大肠属上，谓上廉也。若小腹前控睾丸，后引腰脊，上冲于心，是邪在小肠者，其脉连睾系，属于脊，贯肝肺，络心系。其气盛则厥逆而升，上冲肠胃，熏肝肺，下散于肓而结于脐（小肠病则下陷，其散于肓，结于脐者，小肠之邪。其厥逆而上者，是心肺之邪，以其脉贯肺而络心也），故取之肓原以散之（与大肠同法），刺太阴以予之（其脉贯肺，故补手太阴），取厥阴以下之（其脉贯肝，故取足厥阴，以下胆逆）；取巨虚下廉以去之。《本输》：小肠属下，谓下廉也；按其所过之经以调之，谓睾、脊、肝、肺、心系诸处也。善呕而有苦味，长太息，心中憺憺虚怯，恐人将捕之，是邪在胆而逆在胃也。胆木化气于相火，胆液泄则口苦（炎上作苦），胃以戊土而主降，胃气逆则善呕。呕者，胃气上逆，阻胆经下行之路，甲木郁升，而贼戊土，受盛失职，则生呕吐，故曰呕胆。呕胆者，呕缘于胆木也。取三里以下胃气，刺足少阳之血络以闭胆逆，却调其虚实，以去其邪也。若饮食不下，膈中闭塞不

---

① 塞：原为"膝"，据《灵枢·四时气》改。

通，是阳明上逆，邪在胃脘也。其在上脘，则抑而下之；其在下脘，则散而去之（在下脘者，根原寒水湿土）。若小腹痛肿，不得小便，是邪在三焦，约而不开也（《本输》：三焦者，入络膀胱，约下焦，实则闭癃），取之足太阳之大络飞扬穴也，与足厥阴之小络，结而血者亦取之，肝主疏泄也。若其肿上及胃脘，则取三里，兼泄阳明也。

气满胸中，喘息，取足太阴大指之端，去爪甲如薤叶，寒则留之，热则疾之，气下乃止。心疝，暴痛，取足太阴、厥阴，尽刺去其血络。喉痹，舌卷，口中干，烦心，心痛，臂内廉痛，不可及头，取手小指次指爪甲下，去端如韭叶。风痉，身反折，取太阳腘中血络，出血，中有寒，刺三里。癃，取之阴跷及三毛上血络，出血。男子如蛊，女子如怚，身体腰脊如解，不欲饮食，先取涌泉，出血；视跗上盛者，尽见血也。（此段旧误在《热病》）

足太阴大指之端，隐白也。手小指次指，手少阳之关冲也。太阳腘中，委中也。阴跷，足少阴之照海也。三毛上，足厥阴之大敦也。蛊，惑也。怚，疑也。跗上盛者，足阳明之冲阳也。

偏枯，身偏不用而痛，言不变，志不乱，病在分腠之间，巨针取之，益其不足，损其有余，乃可复也。痱之为病也，身无痛者，四肢不收，智乱不甚，其言微，知可治；甚则不能言，不可治也。（此段旧误在《热病①》）

痱者，四肢痿废，不止偏枯也。

颈侧之动脉，人迎；人迎，足阳明也，在婴筋之前。婴筋之后，手阳明也，名曰扶突。次脉，手少阳也，名曰天牖。次脉，

---

① 热病：原为"病热"，据《灵枢·热病》改。

足太阳也，名曰天柱。腋下动脉，臂太阴也，名曰天府。阳逆头痛，胸满不得息，取之人迎。暴喑气梗，取扶突与舌本，出血。暴聋气蒙，耳目不明，取天牖。暴挛痫眩，足不任身，取天柱。暴瘅内逆，肝肺相搏，血溢鼻口，取天府。此为天牖五部。（此段旧误在《寒热病》）

婴筋，颈筋也。

臂阳明有入頄遍齿者，名曰大迎，下齿龋取之，臂恶寒补之，不恶寒泻之。足阳明有入頄遍齿者，名曰角孙，在鼻与頄前，上齿龋取之，方病之时，其脉盛则泻之，虚则补之。刺虚者，刺其去也；刺实者，刺其来也。一曰，取之出鼻外。足阳明有挟鼻入于面者，名曰悬颅，属口，对入系目本，视①有过者取之，损有余，益不足，反者益甚。足太阳有通项入于脑者，正属目本，名曰眼系，在项中两筋间，入脑乃别，头目苦痛取之。（此段旧误在《寒热病》）

頄，颧也，手阳明脉有入頄遍齿者，出于足阳明之大迎，脉入下齿，故下齿龋取之。足阳明脉有入頄遍齿者，出于手少阳之角孙，在鼻与頄前，脉入上齿，故上齿龋取之。一曰取之出鼻外，手阳明之禾髎、迎香也。足阳明脉有挟鼻入于面者，出于足少阳之悬颅，属口，对入而系目本，上下口目之间，视其有过者取之。足太阳有通于项而入于脑者，正属目本，名曰眼系，其脉在项中两筋之间，入于脑而乃别，头目苦痛者取之。

阴跷、阳跷，阴阳相交，阳入阴，阴出阳，交于目内眦。阳气盛则瞋目，阴气盛则瞑目。目中赤痛，从内眦始，取之阴跷。目眦外决于面者，为锐眦；在内近鼻者，为内眦。上为外眦，下为内眦。

---

① 视：原为"是"，据《灵枢·寒热》改。

阳跷起足太阳之申脉，阴跷起足少阴之照海，皆交于目内眦而合于足太阳之睛明（《脉度》：阴跷属目内眦，合于太阳，阳跷而上行）。阳跷气盛，则膜目而不合；阴跷气盛，则瞑目而不开（《大惑论》：阳跷盛则目不瞑，阴跷盛则目闭）。目赤痛，从内眦始者，阳跷盛也，取之阴跷，泻阳而补阴也。外决于面者，眼外角也。上，目上网也。下，目下纲也（旧本阴跷、阳跷七句，误在《寒热病》。目中赤痛二句，误在《热病》。目眦外决四句，误在《癫狂》）。

疾病

胀论七十一

黄帝曰：脉之应于寸口，如何而胀？岐伯曰：其脉大坚以涩者，胀也。

黄帝曰：何以知脏腑之胀也？岐伯曰：阴为脏，阳为腑。

黄帝曰：夫气之令人胀也，在于血脉之中耶？脏腑之内乎？岐伯曰：三者皆在焉，然非胀之舍也。

黄帝曰：愿闻胀之舍。岐伯曰：夫胀者，皆在于脏腑之外，排脏腑而郭胸胁，胀皮肤，故命曰胀。

阴为脏，胀在内已；阳为腑，胀在外也。郭，充满也（郭①，同廓）。排脏腑而郭胸胁，胀皮肤，言气在脏腑之外，胸胁之间，皮肤之内也。

黄帝曰：脏腑之在胸胁腹里之内也，若匣匮之脏禁器也，各有次舍，异名而同处，一域之中，其气各异，愿闻其故。岐伯曰：夫胸腹者，脏腑之郭也。膻中者，心主之宫城也。胃者，太仓也。

---

① 郭：原无，据本书体例加。

咽喉、小肠者，传送也。胃之五窍①者，闾里门户也。廉泉、玉英②者，津液之道也。故五脏六腑，各有畔界，其病各有形状。营气循脉，卫气逆为脉胀，卫气并脉，循分，为肤胀。三里而泻，近者一下，远者三下，无问虚实，工在疾泻。

一域之中，其气各异，言五脏六腑同处一域，而其病各异也。胃之五窍，咽门、贲门、幽门、阑门、魄门也，是皆水谷出入之道，故曰胃之五窍。闾里门户，闾里之门户也。廉泉、玉英（即玉堂），任脉二穴，适当咽喉之外，是津液之道路也。故五脏六腑各有畔界，其病各有形状，不相同也。营气循脉而行，不得逆也，卫行脉外，旁无界限，逆而妄行，阻其脉道，营气壅遏，则为脉胀。卫气并脉而行，循其所行之分，而生壅满，则为肤胀，肤胀者，不及于脉也。胃为五脏六腑之海，针其三里而泻之，病近者一下（一次），病远者三下，无论虚实，工在泻之于早也。

黄帝曰：愿闻胀形。岐伯曰：夫心胀者，烦心短气，卧不安。肺胀者，虚满而喘咳。肝胀者，胁下满而痛引小腹。脾胀者，善哕，四肢烦悗，体重不能胜衣，卧不安。肾胀者，腹满引背央央然，腰髀痛。六腑胀，胃胀者，腹满，胃脘痛，鼻闻焦臭，妨于食，大便难。大肠胀者，肠鸣而痛濯濯，冬日重感于寒，则飧泄不化。小肠胀者，少腹䐜胀，引腰而痛。膀胱胀者，小腹满而气癃。三焦胀者，气满于皮肤中，轻轻然而不坚。胆胀者，胁下痛胀，口中苦，善太息。凡此诸胀者，其道在一，明知逆顺，针数不失。泻虚补实，神去其室，致邪失正，真不可定，粗之所败，

---

① 胃之五窍：《黄帝内经太素校注》云："咽、胃、大肠、小肠、膀胱等窍，皆属于胃，故是脏腑间里门户也。"《类经·脏腑诸胀》云："胃之五窍，为间里门户者，非言胃有五窍，正以上自胃脘，下至小肠、大肠，皆属于胃，故曰间里门户。如咽门、贲门、幽门、阑门、魄门，皆胃气之所行也，故总属胃之五窍。"
② 玉英：玉堂。

谓之夭命；补虚泻实，神归其室，久塞其空①，谓之良工。

　　怏怏，不快之意，心主五臭，自入为焦臭（《难经·四十九难》语）。鼻闻焦臭，胃土不降，心火上炎也。轻轻，虚浮之意。凡此诸胀，其道在一，总因卫气之逆也。真不可定，定，住也。

　　黄帝曰：胀者焉生？何因而有？岐伯曰：卫气之在身也，常然并脉，循分肉，行有逆顺，阴阳相随，乃得天和，五脏更始，四时循序，五谷乃化，厥气在下，营卫留止，寒气逆上，真邪相攻，两气相搏，乃合为胀也。

　　黄帝曰：善！何以解惑？岐伯曰：合之于真，三合而得②。黄帝曰：善！

　　卫气之在身也，昼行脉外，常然并脉而行，循其分肉，行有逆顺（有顺营气者，有逆营气者，以营气原有逆顺也），阳阴相随（营阴卫阳，相随而行），乃得天和。营卫不乱，则五脏更始（更迭司令，周而复始），四时循序（四时代更，循序不乱），而后五谷乃化，此卫气之顺者。若厥气在下，逆而上行，阻格气道，以致营卫留止，此皆中气之败也。土败水侮，寒气逆上，真邪相攻，两气相搏，结而不散，乃合为胀，此卫气之逆者也。解惑，解其病之所在，而不惑也。合之于真，合诸病证于其本气也。三合而得，合之血脉、胠、腑三者，而得其所在也。

水胀七十二

　　黄帝问于岐伯曰：水与肤胀、鼓胀、肠覃、石瘕、石水，何以别之？岐伯答曰：水始起也，目窠上微肿，如新卧蚕起之状，其颈脉动，时咳，阴股间寒，足胫肿，腹乃大，其水已成矣。以

---

① 久塞其空：逐渐充实其不足或者逐渐补其不足。
② 三合而得：将血脉、脏、腑三者所反应的症状相互印证。

手按其腹，随手而起，如裹水之状，此其候也。（窠，音科）

目窠，目下也，颈脉，足阳明之人迎，寒水侮土，胃气上逆，故颈脉动甚，望而知之也。肺气莫降，故时咳。足三阴行于股内，阴盛于下，故阴股间寒（股内为阴）。胃气不能下行，故足胫肿。水泛土湿，中气不运，故腹乃大也。

黄帝曰：肤胀何以候之？岐伯曰：肤胀者，寒水客于皮肤之间，鼜①鼜然不坚，腹大，身尽肿，皮厚，按其腹，窅而不起，腹色不变，此其候也。（鼜，音空。窅，音夭）

鼜鼓空，空洞如鼓声也。窅，深也。

鼓胀如何？岐伯曰：腹胀，身皆大，大与肤胀等也，色苍黄，腹筋起，此其候也。

色苍黄，腹筋起（青筋），肝木克脾土也。（木主五色，入土为黄，自入为青。苍，青也）

肠覃如何？岐伯曰：寒气客于肠外，与卫气相搏，气不得营，因有所系，癖而内着，恶气乃起，瘜肉乃生。其始生也，大如鸡卵，稍以益大，至其成，如怀子之状，久者离岁，按之则坚，推之则移，月事以时行。此其候也。

气不得营，营，行也。因有所系，系，恋不消也。癖而内着，痞结而留着也。恶气乃起，滞气因阻而成积也。瘜肉，瘀肉也。离岁，逾岁也。

石瘕何如？岐伯曰：石瘕生于胞中，寒气客于子门，子门闭塞，气不得通，恶血当泻不泻，衃以留止，日以益大，状如怀子，月事不以时下，皆生于女子，可导而下。

衃，血块也。

黄帝曰：肤胀、鼓胀可刺耶？岐伯曰：先泻其胀之血络，刺

---

① 鼜：象声词，鼓声或者中空物体叩击声。

去其血络，后调其经也。

泻其血络，工在疾泻也。后调其经，虚补而实泻也。

黄帝曰：《胀论》言：无问虚实，工在疾泻，近者一下，远者三下，今有其三而不下者，其过焉在？岐伯对曰：此言陷于肉肓，而中气穴者也。不中气穴，则气内闭；针不陷肓，则气不行；上越中肉，则卫气相乱，阴阳相逐。其于胀也，当泻不泻，气故不下；三而不下，必更其道，气下乃止；不下复始，可以万全，乌有殆者乎！其于胀也，必审其脉，当泻则泻，当补则补，如鼓应桴，恶有不下者乎！

一下、三下而病去者，此言陷于肉肓，而中气穴者也（分肉空隙之处，谓之肉肓）。不中气穴，则气反内闭；不陷肉肓，则气不得行；上越而中分肉，则卫气相乱，阴阳相逐，反以益病。其于胀也，当泻而不泻，气故不下。无论虚实，工在疾泻者，泻其血络也。必审其脉，当泻则泻，当补则补，调其经也（此段旧误在《胀论》）。

周痹七十三

黄帝问于岐伯曰：周痹之在身也，上下移徒，随脉其上下，左右相应，间不容空，愿闻此痛在血脉之中①耶？将在分肉之间乎？何以致是？其痛之移也，间不及下针，其憯痛之时，不及定治，而痛已止矣，何道使然？愿闻其故。岐伯答曰：此众痹也，非周痹也。

黄帝曰：愿闻众痹。岐伯对曰：此各在其处，更发更止，更居更起，以右应左，以左应右，非能周也，更发更休也。

黄帝曰：善！刺之奈何？岐伯对曰：刺此者，痛虽已止，必

---

① 中：原为"间"，据《灵枢·周痹》改。

刺其处,勿令复起。(憷,音触)

憷,痛也。

黄帝曰:善! 愿闻周痹何如?岐伯对曰:周痹者,在于血脉之中,随脉以上,随脉以下,不能左右,各当其所。

黄帝曰:刺之奈何?岐伯对曰:痛从上下者,先刺其下以遏之,后刺其上以脱之;痛从下上者,先刺其上以遏之,后刺其下以脱之。

遏,止其流也。脱,拔其本也。

黄帝曰:善! 此痛安生?何因而有名?岐伯对曰:风寒湿气客于外,分肉之间,迫切而为沫,沫得寒则聚,聚则排分肉而分裂也,分裂则痛,痛则神归之,神归之则热,热则痛解,痛解则厥,厥则他痹发,发则如是。此内不在脏,而外未发于皮,独居分肉之间,真气不能周,故命曰周痹。故刺痹者,必先切循其下之六经,视其虚实及大络之血结而不通,及虚而脉陷空者而调之,熨而通之,其瘛坚转引而行之。

黄帝曰:善! 余已得其意矣,亦得其事矣。

瘛,筋急也。坚,筋硬也。

上膈七十四

黄帝曰:气为上膈者,饮食入而还出,余已知之矣。虫为下膈,下膈者,食①晬时乃出,余未得其意,愿卒闻之。岐伯曰:喜怒不适,饮食不节,寒温不时,则寒汁流于肠中,流于肠中则虫寒,虫寒则积聚,守于下管,肠胃充郭,卫气不营,邪气居之。人食则虫上食,虫上食则下管虚,下管虚则邪气胜之,积聚已留,

----

① 食:"原为"日",据《灵枢·上膈》改。

留则痈成，痈成则下管约。其痈在管内者，即为痛深，其痈在外者，则痈外而痛浮，痈上皮热。

黄帝曰：刺之奈何？歧伯曰：微按其痈，视气所行，先浅刺其旁，稍内益深，还而刺之，无过三行，察其沉浮，以为深浅。已刺必熨，令热入中，日使热内，邪气益衰，大痈乃溃。伍以参禁，以除其内，恬憺无为，乃能行气，后以咸苦，化谷乃下矣。（晬，音醉。管、脘同，郭、廓同。憺，音淡）

上膈即噎膈，下膈即反胃也。晬时，周时。反胃之家，肾寒脾湿，饮食不化，下窍约结。无入二肠之路，既不下行，故久之而上吐也。虫生于木，土湿木郁，是以虫化。虫温则动，寒则静，饮食寒冷，寒汁下流，虫寒不动，则积聚之寒湿，守于下管，充廓肠胃之中，卫气不得营运于内，但有邪气居之（即寒湿积聚）。人食下则虫得温气而上食，下管空虚，邪气愈胜，积聚留结，因而痈成，痈成则下管闭塞，是以食不下行而上吐也。浅刺其旁，泻其标也。还而刺之，拔其本也。伍以参禁，饮食起居之际，参伍为禁，以为调摄也。后以咸苦之味，化其下焦之凝寒，谷乃下行，呕吐不作也。

忧恚无言 七十五

黄帝问于少师曰：人之卒然忧恚，而言无音者，何道之塞，何气出行，使音不彰？愿闻其方。少师答曰：咽喉者，水谷之道也。喉咙者，气之所以上下者也。会厌者，音声之户也。口唇者，音声之扇也。舌者，音声之机也。悬雍垂者，音声之关也。颃颡者，分气之所泄也。横骨者，神气所使，主发舌者也。故人之鼻洞，涕出不收者，颃颡不开，分气失也。是故厌小而薄，则发气疾，其开阖利，其出气易；其厌大而厚，则开阖难，其出气迟，故重言①也。人卒然无音者，寒气客于厌，则厌不能发，发不能下至，则开阖不致，故无音。

黄帝曰：刺之奈何？少师曰：足之少阴②，上系于舌，络于横骨，终于会厌，两泻其血脉，浊气乃辟。会厌之脉，上络任脉，取之天突，其厌乃发也。

咽在后，是谓咽喉，水谷之道也；喉在前，是谓喉咙，气之所以上下者也。会厌在喉咙之间，主司开阖，分别食气，发扬音声，是音声之户也。口唇者，启闭攸赖，是音声之扇也。舌者，动止所存，是音声之机也。悬雍垂者，喉上重舌，是音声之关也。颃颡者，喉之上管，通乎鼻窍，是分气之所泄也。横骨者，喉上软骨，是神气所使，主发舌者也，故人之鼻窍空洞，涕出不收者，是其颃颡不开，分气失也。咽喉之气，分别于此，是谓分气。风闭皮毛，肺郁莫泄，分气冲逆，淫蒸鼻窍而为清涕，则曰鼻洞。颃颡不开者，旁无透窍，是以分气失其升降之恒也（有升无降）。音声发扬，全在会厌，厌小而薄，则开阖利而出气易；厌大而厚，则开阖难而出气迟，故重言也。重言者，语言謇涩而重复也。卒然无音者，寒气客于会厌，则会厌不能发声，发而不能下至旧所，则开阖失职，故无声音。刺法，足少阴上系于舌，络于横骨，终于会厌，左右两泻其血脉，浊气乃辟，辟者，开也。会厌之脉，上络任脉，取之任脉之天突，其厌乃发，发则声出矣。

癫狂七十六

癫疾始生，先不乐，头重痛，视举，目赤，甚作极，已而烦

---

① 重言：语言謇涩，即口吃。
② 足之少阴：可取太溪穴，本穴治疗咽喉肿痛、失音。

心，候之于颜，取手太阳、阳明、太阴①，血变而止②。

阴盛则癫，病在肺肾，金水旺也；阳盛则狂，病在肝心，木火旺也。而皆缘土湿，土气燥运，则四维不病也。心主喜，肝主怒，肾主恐，肺主悲，先不乐，水胜火也。头重痛，浊气上逆也。视举，瞳子高也。目赤，火刑肺也。甚者，发作之极。已而烦心，君火失根而上逆也。䫍，庭也（天庭）。取手太阳支正、小海，手阳明偏历、温溜，手太阴太渊、列缺，泻其血中之邪，血色变而止。

癫疾始作，而引口啼呼喘悸者，候之手阳明、太阳，左强者攻其右，右强者攻其左，血变而止。

啼者，肺之声也。呼者，肝之声也。喘者，肺气逆也。悸者，心下动也。癫狂之病，皆生惊悸，胆木失根，惊悸乃作，实则为狂，虚则为癫也。左强攻右，右强攻左，所谓缪刺也。

癫疾始作，先反僵，因而脊痛，候之足太阳、阳明、太阴、手太阳，血变而止。

反僵脊痛，足太阳行身之背，其脉急也，取足太阳之委阳、飞扬、仆参、金门。太阳寒水泛滥，脾胃二土必湿，取足阳明之三里、解溪，足太阴之隐白、公孙，泄其湿也。取手太阳者，丙火化气于寒水，足太阳之上源也。

治癫疾者，常与之居，察其所当取之处。病至，视之有过者泻之，置其血于瓠壶之中，至其发时，血独动矣；不动，灸穷骨③二十壮。穷骨者，骶骨也。

瓠，瓠芦，壶，酒器也（以瓠芦为壶也）。骶骨，尾骶骨，督

---

① 手太阳、阳明、太阴：治疗取手三阳经的特定穴，支正（络穴）、小海（合穴）、偏历（络穴）、温溜（郄穴）。太渊（原穴、输穴、八会穴）、列缺（络穴、八脉交会穴）。

② 血变而止：为把握刺血量的标准之一，出血后血色由暗变红即按压止血。"血变而止"还见于《灵枢·刺节真邪》《素问·刺腰痛论篇》。《灵枢·经脉》有"血尽而止"。

③ 穷骨：可取长强穴。

脉之长强也。

骨癫疾者，顑、齿、诸腧、分肉皆满，而骨居，汗出，烦悗，呕多沃沫，气下泄，不治。（顑，音坎）

鬓旁曰顑。顑、齿、诸腧、分肉皆满，邪气充塞也。骨居，形肉脱，骨独居也。呕多沃沫，胃败而气逆也。气下泄，脾败而气陷也，是以不治。

筋癫疾者，身卷挛，急大，刺项大经之大杼脉。呕多沃沫，气下泄，不治。

身卷挛，筋缩急也。急大，脉弦浮也。项大经之大杼穴，足太阳穴也。

脉癫疾者，暴仆，四肢之脉皆胀而纵，脉满，尽刺之出血；不满，灸之挟项太阳，灸带脉，于腰相去三寸，诸分肉本腧。呕多沃沫，气下泄，不治。癫疾，疾发如狂者，死不治。

脉满者，邪盛，故刺之；不满者，正虚，故灸之。挟项太阳，足太阳之天柱、大杼。带脉，足少阳穴，少阳行于两胁，其穴与腰相去三寸，是皆宜灸之穴，及诸分肉本腧之不满者，悉宜灸之。癫疾，发作如狂者，阳根尽脱，升泄无归，故死不治。

狂始生，先自悲也，喜忘、苦怒、善恐者，得之忧饥，治之，取手太阴、阳明及取足太阴、阳明①，血变而止。

取手足太阴、阳明，泄其湿也。

狂始发，少卧不饥，自高贤也，自辩智也，自尊贵也，善骂詈，日夜不休。治之，取手阳明、太阳、太阴、舌下、少阴。视之盛者，皆取之；不盛者，释之也。

舌下，任脉之廉泉也。少阴，手少阴之神门、少冲也。

狂言，惊，善笑，好歌乐，妄行不休者，得之大恐。治之，

---

① 手太阴、阳明及取足太阴、阳明：可取太渊、列缺、偏历、温溜、隐白、公孙、足三里。

取手阳明、太阳、太阴。

恐伤肾气，君相失根，故病惊狂笑歌。

狂，目妄见，耳妄闻，善呼者，少气之所生也。治之，取手太阳、太阴、阳明、足太阴、头、两颊。

肝主呼，惊呼不宁者，肝气怯少也。

狂者多食，善见鬼神，善笑而不发于外者，得之有所大喜。治之，取足太阴、太阳、阳明，后取手太阴、太阳、阳明。

大喜伤心，君相升泄，则善笑。

狂而新发，未应如此者，先取曲泉左右动脉及盛者，见血，有顷已；不已，以法治之，灸骶骨二十壮。

曲泉，足厥阴穴。

厥病七十七

厥头痛，面若肿起而烦心，取之足阳明、太阴。厥头痛，员员头重而痛，泻头上三行，行五[1]，先取手少阴，后取足少阴。厥头痛，头脉痛，心悲善[2]泣，视头动脉反盛者，尽刺去血，后调足厥阴。厥头痛，意善忘，按之不得，取头面左右动脉，后取足太阴。厥头痛，头痛甚，耳前后脉涌有热，泻出其血，后取足少阳。厥头痛，项先痛，腰脊为应，先取天柱，后取足太阳。头半寒痛，先取手少阳、阳明，后取足少阳、阳明。真头痛，头痛甚，脑尽痛，手足寒至节，死不治。头痛不可取于腧者，有所击堕，恶血在于内，若内伤，痛未已，可则刺，不可远取也。头痛不可刺者，大痹为恶，日作者，可令少愈，不可已。

---

[1] 头上五行，行五：头部五条经脉，即中间的督脉，两侧的膀胱经和胆经，每条经脉上取五个穴位。

[2] 善：原为"喜"，据《灵枢·厥病》改。

气逆曰厥，平人清升浊降，头上清虚，故痛不作，头痛，浊气之上逆也，故名曰厥。取足阳明、太阴者，泻脾湿而降胃逆也。员员，头运之象。头上五行，行五者，热病五十九腧之穴，义详《素问·水热穴论》。先取手少阴，后取足少阴，交济水火，使之清升而浊降也。肺主悲，心悲善泣，肺金侮心火也。头上动脉，两额、两颊、耳前诸动脉也，义见《素问·三部九候论》。后调足厥阴，肝脏血，其脉会于颠也。意善忘，君火上逆而失藏也。耳前后脉涌有热，足少阳脉循耳前后下行，相火上逆，故其脉上涌而有热也。真头痛，脑痛，节寒，水凌土败（脾主四肢，脾败，故手足寒至节），阴邪上填于阳位也。则刺，则而刺之，破其恶血也。不可刺者，不可刺愈，以其大痹为恶，日日发作者，但可令其少愈，不能全已也。

耳鸣，取耳前动脉。耳聋无闻，取耳中。耳鸣，取手中指爪甲上，左取右，右取左，先取手，后取足。耳聋，取手小指次指爪甲上与肉交者，先取手，后取足。耳痛不可刺者，耳中有脓。若有干耵聍，耳无闻也。

耳前动脉，手少阳之耳门也。耳中，手太阳之听宫也。手中指爪甲上，手厥阴之中冲也。手小指次指爪甲上与肉交者，手少阳之关冲也。耵聍，耳垢也，垢塞耳窍，以致无闻，当以法去之，未可以刺愈也。耳病亦缘浊气上逆，故谓之厥病（耵聍，音丁宁）。

厥心痛①，与背相控，善瘈，如从后触其心，伛偻者，肾心痛也，先取京骨、昆仑，发针不已，取然谷。厥心痛，腹胀胸满，心尤痛甚，胃心痛也，取之大都、太白。厥心痛，痛如以锥针刺其心，心痛甚者，脾心痛也，取之然谷、太溪。厥心痛，色苍苍如死状，终日不得太息，肝心痛也，取之行间、太冲。厥心

---

① 厥心痛：有肾、胃、脾、肝、肺五种，取五输穴、原穴。

痛，卧若徒居，心间痛，动作痛益甚，色不变，肺心痛也，取之鱼际、太渊。真心痛，心痛甚，手足青至节，旦发夕死，夕发旦死。心痛不可刺者，中有盛聚，不可取于腧。肠中有虫瘕及蛟蛔，皆不可取以小针。心肠懊憹作痛，肿聚，往来上下行，痛有休止，腹热喜渴涎出者，是蛟蛔也。悲腹憹痛，形中上者，以手聚按而坚持之。无令得移，以大针刺之，久持之，虫不动，乃出针也。

控，牵引也。瘛，筋急也。伛偻，身俯不能仰也。京骨、昆仑，足太阳穴。然谷，足少阴穴。腹胀胸满，胃气逆也。大都、太白，足太阴穴。太溪，足少阴穴。行间、太冲，足厥阴穴。卧若徒居，身无倚着也。鱼际、太渊，手太阴穴。真心痛，心痛，节清，水灭火也。中有盛聚，积聚盛也。悲腹，腹脐胀也。憹痛，懊憹作痛。形中上者，形自中焦而上冲也，言其痛或往来上下而行，或自中焦而上行也。心痛亦缘浊气逆上，故谓之厥病。

足髀不可举，侧而取之，在枢合中，以圆利针，大针不可刺。转筋者，立而取之，可令遂已。痿厥者，张而取之，可令立快也。（转筋者四语，旧误在《本输》）

足髀，股上骨也。侧，侧卧也。在枢合中，髀枢中也。转筋者，必骸屈，故立而取之。痿厥者，必足卷，故张而取之。

风痹病不可已者，足如履冰，时如入汤中，烦心头痛，时呕时悗，久则目眩，眩已汗出，股胫淫泺（泺，音鹿，又音洛），悲以喜恐，短气不乐，不出三年，死也。

股胫淫泺，汗常出也。

寒热七十八

黄帝问于岐伯曰：寒热瘰疬在于颈腋者，皆何气使生？岐伯曰：此皆鼠瘘寒热之毒气①，留于脉而不去者也。

黄帝曰：去之奈何？岐伯曰：鼠瘘之本，皆在于脏，其末上出于颈腋之间，其浮于脉中，而内未着于肌肉，而外为脓血者，易去也。

黄帝曰：去之奈何？岐伯曰：请从其本引其末，可使衰去，而绝其寒热。审按其道②以予之，徐往徐来③以去之。其小如麦者，一刺知，三刺而已。

黄帝曰：决其死生奈何？岐伯曰：反其目视之，其中有赤脉，上下贯瞳子。见一脉，一岁死；见一脉半，一岁半死；见二脉，二岁死；见二脉半，二岁半死；见三脉，三岁死；见赤脉，不下贯瞳子，可治也。

足少阳胆经，下缺盆，贯胸膈而行胁肋，甲木化气相火，经气上逆，相火郁闭，则生寒热，筋脉壅肿，则生瘰疬，瘰疬穿漏，久而不瘳，则为鼠瘘。少阳与厥阴同气，少阳之上逆者，厥阴必病下陷，女子经涩血瘀，多生此证。是虽肝胆之证，而根源脾胃，阳虚湿旺，脾陷胃逆，是其得病之由来也。皆在于脏，在肝脾也。肝脾为本，胆胃为标，其末上出于颈腋之间，足少阳之经病之标也。请从其本引其末者，从厥阴以引少阳也。

寒热病七十九

皮寒热者，不可附席，毛发焦，鼻槁腊，不得汗，取三阳之络，以补手太阴。肌寒热者，肌痛，毛发焦而唇槁腊，不得汗，取三阳于下，以去其血；补足太阴，以出其汗。骨寒热者，病无

---

① 毒气：某些致病因子的总称，如风毒、寒毒、热毒等。
② 道：气穴、腧穴。
③ 徐往徐来：徐疾补泻法。

所安，汗注不休，齿未槁，取其少阴于阴股之络；齿已槁，死不治。骨厥亦然。

　　肺主皮，皮寒热者，肺病也。干肉曰腊。脾主肉，肌寒热者，脾病也。肾主骨，骨寒热者，肾病也。取少阴于阴股之络，足少阴行于股内之后廉也。齿，骨之余，齿槁则骨枯而肾绝，故死不治。

　　骨痹，举节不用而痛，汗注，烦心，取三阴之经，补之。厥痹，厥气上及腹，取阴阳之络，视主病者，泻阳补阴经也。热厥，取足太阴、少阳，皆留之。寒厥，取足阳明、少阴于足，皆留之。振寒洒洒，鼓颔，不得汗出，腹胀烦悗，取手太阴。舌纵涎下，烦悗，取足少阴。

　　视主病者，主病之络也。《素问·厥论》，厥之寒热者，何也？故寒热诸病，多厥证。

　　风逆，暴四肢肿，身漯漯，唏然时寒，饥则寒，饱则善变，取手太阴表里，足少阴、阳明之经，肉清取荥，骨清取井、经也。厥逆为病，足暴清，胸若将裂，肠若将以刀切之，烦而不能食，脉大小皆涩，暖取足少阴，清取足阳明，清则补之，温则泻之。厥逆，腹胀满，肠鸣，胸满不得息，取之下胸二胁，咳而动手者，与背腧，以手按之，立快者是也。内闭不得溲，刺足少阴、太阳与骶上，以长针。气逆则取其太阴、阳明、厥阴，甚取少阴阳明动者之经也。少气，身漯漯也，言吸吸也，骨酸体重，懈惰不能动，补足少阴。短气，息短不属，动作气索，补足少阴，去血络也。（漯，音累；唏，音希）

　　风逆，感风而病厥逆也。身漯漯，懈倦不收也。唏然时寒，时而抽息寒噤也。饱则善变，生他证也。取手太阴表里，手太阴与手阳明为表里也。肉清，肉寒也。暖，热也，暖取足少阴，泻火而补水也。清取足阳明，泻阴而补阳也。清则补之，温则泻之，补阳而泻火也。取之下胸二胁，咳而动手者，胸下二胁之间，咳嗽而脉动于手者，足厥阴之章门、期门也。与背腧，足太阳之背腧，以手按之，立快者，是其腧穴也。内闭不得溲，刺足少阴，涌泉、筑宾也，足太阳，委阳、飞扬、仆参、金门也，骶上，尾骶骨上，督脉之长强也。气逆则取太阴、隐白、公孙也，阳明，三里、解溪也，厥阴，章门、期门也。甚则取少阴阳明动者之经，少阴之肓俞、阴谷、太溪，阳明之大迎、人迎、气街、冲阳，皆动脉也。言吸吸，声音不续也。动作气索，气力虚乏，索然无余也。（此段旧误在《癫狂》）

身有所伤，血出多及中风寒，若有所坠堕，四肢懈惰不收，名曰体惰，取其小腹脐下三结交。三结交者，阳明、太阴脐下三寸关元也。病注下血，取曲泉。

关元，任脉穴，在脐下三寸。三结交者，任脉与阳明、太阴同结于脐下三寸关元之穴，是三气之所交会也。病注下血，风木陷泄也。曲泉，足厥阴穴。（病注下血句，旧误在《厥病[1]》）

刺诸热者，如以手探汤[2]；刺寒清者，如人不欲行[3]。胀取三阳，飧泄取三阴。阴有阳疾者，取之下陵、三里，正往无殆，气下乃止，不下复始也。病高而内者，取之阴之陵泉，疾高而外者，取之阳之陵泉也。

热气慓悍易得，故针欲疾发，如以手探汤者，出之疾也。寒气凝涩难致，故针欲迟留，如人不欲行者，留之迟也。胀取三阳，阳气虚也。飧泄取三阴，阴气旺也。阴有阳疾，阴分而有阳疾也（下热）。下陵、三里，足阳明穴。气下，气退也。阴陵泉，足太

---

① 厥病：原为"厥论"，因《厥论》在《素问》中，且无"病注下血，取曲泉"，此句在《灵枢·厥病》中。

② 以手探汤：不留针。

③ 人不欲行：久留针。

阴穴。阳陵泉，足少阳穴（此段旧误在《九针十二原》）。

四时之变，寒暑之胜，重阴必阳，重阳必阴，故阴主寒，阳主热。寒甚则热，热甚则寒，故曰寒生热，热生寒，此阴阳之变也。故曰：冬伤于寒，春生瘅热；春伤于风，夏生后泄肠澼；夏伤于暑，秋生痎疟；秋伤于湿，冬生咳嗽。是谓四时之序也。

瘅热，即温病也。冬伤于寒，春必温病诸义，详见《素问·阴阳应象大论①》（此段旧误在《论疾诊尺》）。

春取络脉，夏取分腠，秋取气口，冬取经输。凡此四时，各以时为齐，络脉治皮肤，分腠治肌肉，气口治筋脉，经输治骨髓、五脏②。

热病八十

热病先肤痛，窒鼻，充面，取之皮，以第一针③，五十九。苛轸鼻，索皮于肺，不得，索之火。火者，心也。

肺主皮，开窍于鼻，肤痛、窒鼻、充面，此肺病也，故取之皮，以第一针，五十九刺。若苛恙见于轸鼻之间（轸、枕同，即头后枕骨），则索皮于肺。不得，宜索之火，此必是心火上炎而刑肺金也。

热病先身涩，倚而热，烦悗，唇口嗌干，取之脉，以第一针，五十九刺。肤胀口干，寒汗出，索脉于心，不得，索之水。水者，肾也。

身体燥涩，倾倚无力，热而烦悗，唇口嗌干，此脉病也，故

---

① 大论：原无，据《素问·阴阳应象大论》篇名补。"冬伤于寒，春必温病"的论述也见于《素问·生气通天论》。

② 五脏：原无，据《灵枢·寒热病》补。

③ 第一针：九针之'镵针'。

取之脉，以第一针，五十九刺。若肤胀口干，身寒汗出，则索脉于心。不得，宜索之水，此必是肾水泛滥而刑心火也。

热病身重骨痛，耳聋而好瞑，取之骨，以第四针①，五十九刺。骨病不食，啮齿耳青，索骨于肾，不得，索之土。土者，脾也。

身重骨痛，耳聋而好瞑，是骨病也，故取之骨，以第四针，五十九刺。若骨病不食②，啮齿耳青，则索骨于肾。不得，宜索之土，此必是脾土堙郁而刑肾水也。

热病嗌干多饮，善惊，卧不能起，取之肤肉，以第六针③，五十九。目眦青，索肉于脾。不得，索之木。木者，肝也。

嗌干多饮，善惊，卧不能起，此肉病也，故取之肤肉，以第六针，五十九。若目眦青，则索肉于脾。不得，宜索之木，此必是肝木抑遏而刑脾土也。

热病面青脑痛，手足躁，取之筋间，以第四针，于四逆。筋躄目浸，索筋于肝。不得，索之金。金者，肺也。

面青脑痛，手足躁，此筋病也，故取之筋间，以第四针，于四逆（四肢厥逆）。若筋躄目浸（眼泪浸淫，）则索筋于肝，不得，宜索之金，此必是肺金横塞而刑肝木也。

热病数惊，瘈疭而狂，取之脉，以第四针，急泻有余者。癫疾毛发去，索血于心，不得，索之水。水者，肾也。

瘈，筋急，疭，筋缓。余义同上文（瘈，音炽，疭，音纵）。

热病头痛颞颥，目瘛脉痛，善衄，厥热病也，取之以第三针④，视有余不足。热病体重，肠中热，取之以第四针，于其腧及

---

① 第四针：九针之"锋针"。
② 若骨病不食：原为"骨若病不食"，据上文"骨病不食"改。
③ 第六针：九针之"圆利针"。
④ 第三针：九针之"鍉针"。

下诸指间，索气于胃络，得气也。热病挟脐急痛，胸胁满，取之涌泉与阴陵泉，以第四针，针嗌里。

颡颥，即鬓骨，位当足少阳之脑空。目掣脉痛，目系急缩，抽掣作痛也。厥热病者，邪热上逆之病也。于其输者，体重取脾输之太白，肠热取肠输之三间也。及下诸趾间，谓足经诸趾之穴也。索气于胃络，得气者，阳明之络曰丰隆，别走太阴，故索之于此，而得脾气也。足少阴、太阴之脉，自足走胸，挟脐上行，故挟脐急痛，胸胁满，取足少阴之涌泉，与足太阴之阴陵泉。足少阴、太阴之脉，皆上络咽喉，故针嗌里。嗌里者，任脉之廉泉也。

热病三日，而气口静，人迎躁者，取之诸阳，五十九刺，以泻其热而出其汗，实其阴以补其不足者。身热甚，阴阳皆静者，勿刺也。所谓勿刺者，有死征也。其可刺者，急取之，不汗出则泄。

气口静，人迎躁者，阴虚而阳盛也，故泻其热而出其汗，实其阴以补其虚。身热甚，阴阳皆静者，所谓病热而身脉静也（《素问·阴阳应象大①论》语）。勿刺者，以其有死征也。其可刺者，而不得汗出，则泻其热以出其汗。

热病七日、八日。脉口动喘而短者，急刺之，汗且自出，浅刺手大指间。热病而汗且出，及脉顺可汗者，取之鱼际、太渊、大都、太白②，泻之则热去，补之则汗出，汗出太甚，取内踝上横脉以止之。

七日、八日，经尽表解之期，脉口动喘而短者，阴气非衰，热欲泄而未能，是其汗且自出，但须待时耳，故急刺之，以泻其热而出其汗。手大指间，手太阴之少商也。鱼际、太渊，手太阴

---

① 大：原无，据《素问·阴阳应象大论》篇名补。
② 鱼际、太渊、大都、太白：五输穴之荥输配伍。

穴。大都、太白，足太阴穴。泻之则热去，泻其阳也。补之则汗
出，补其阴也。内踝上横脉，足太阴之三阴交也。

热病已得汗出，而脉尚躁，喘且复热，喘甚者死，勿肤刺。
热病七日八日，脉不躁，躁不散数，后三日中有汗，三日不汗，
四日死，未曾汗者，勿腠刺之。

勿肤、腠刺者，亦以其有死征也。

热病已得汗，而脉尚躁盛，此阴脉之极也，死；其得汗而脉
静者，生。热病脉尚盛躁，而不得汗者，此阳脉之极也，死；脉
盛躁，得汗静者，生。

阴脉之极，阴气绝也。阳脉之极，阳气亢也。

热病七日八日，脉微小，病者溲血，口中干，一日半而死，
脉代者，一日死。热病不知所痛，耳聋，不能自收，口中干，阳
热甚，阴颇有寒者，热在髓，死不可治。

阳亢阴枯，则死。

热病不可刺者有九，一曰汗不出，大颧发赤，哕者死；二曰
泄而腹满甚者死；三曰目不明，热不已者死；四曰老人婴儿，热
而腹满者死；五曰汗不出，呕下血者死；六曰舌本烂，热不已者
死；七曰咳而衄，汗不出，出不至足者死；八曰髓热者死；九曰
热而痉者死，腰折、瘛疭、齿噤齘（齘，音介）也。凡此九者，
不可刺也。

腰折，瘛疭、齿噤齘，痉之证也（牙闭曰噤，切齿曰齘）。

所谓五十九刺者，两手外内侧各三，凡十二痏；五指间各一，
凡八痏；足亦如是。头入发一寸旁三分各三，凡六痏；更入发三
寸旁五，凡十痏；耳前后口下各一，项中一，凡六痏；颠上一，
囟会一，发际二，廉泉一，风池二，天柱二。

两手外内侧各三，外侧，太阳之少泽，少阳之关冲，阳明之
商阳，内侧，太阴之少商，厥阴之中冲，少阴之少冲，左右共十

二穴。五指间各一，太阳之后溪，少阳之中渚，阳明之三间，少阴之少府，手太阴、厥阴本节后无穴，四经左右共计八穴。足亦如是，太阳之束骨，少阳之足临泣，阳明之陷谷，太阴之太白，足厥阴本节后无穴，少阴入足心，不行于指，四经左右共计八穴。头入发一寸旁三，足太阳之五处、承光、通天也，左右共六穴。更入发三寸旁五，足少阳之头临泣、目窗、正营、承灵、脑空也，左右共十穴。耳前后口下各一，耳前，足少阳之听会，耳后，足少阳之完骨，口下，任脉之承浆，项中一，督脉之痖门，左右前后共六穴。颠上一，督脉之百会也。囟会一，督脉穴。发际二，前发际，督脉之神庭，后发际，督脉之风府，前后共二穴。廉泉一，任脉穴。风池二，足少阳穴。天柱二，足太阳穴。共计五十九穴（此与《素问·水热穴论》热病五十九腧穴多不同，另是一法）。

病始手臂者，先取手阳明、太阴而汗出；病始头首者，先取项太阳而汗出；病始足胫者，先取足阳明而汗出；臂太阴可汗出，足阳明可汗出。病先起于阳，后入于阴者，先取其阳，后取其阴，浮而取之。故取阴而汗出甚者，止之于阳，取阳而汗出甚者，止之于阴。

首六句与《素问·刺热论①》同。（此段旧误在《寒热病》，先起于阳五句，在本篇中）

痈疽八十一

黄帝曰：余闻肠胃受谷，上焦出气，以温分肉而养骨节、通腠理。中焦出气如露，上注溪谷而渗孙脉，津液和调，变化而赤

---

① 论：原无，据《素问·刺热论》篇名补。

为血。血和则孙脉先满溢，乃注于络脉，皆盈，乃注于经脉。阴阳已张，因息乃行，行有经纪，周有道理，与天合同，不得休止。切而调之，从虚去实，泻则不足，疾则气减，留则先后。从实①去虚，补则有余。血气已调，形气乃持。余已知血气之平与不平，未知痈疽之所从生，成败之时，死生之期有远近，何以度之？可得闻乎？

阴阳已张，因息乃行，经脉为阴，络脉为阳，阴阳已盛，以息往来也。其行则有经纪（营行阴阳相间，卫行夜阴昼阳），其周则有道理（经脉周身十六丈二尺，一日一夜五十周），与天度合同，不得休止（一日百刻，两刻一周）。疾则气减，疾出针也。留则气后，久留针也。形气乃持，得其平也。

岐伯曰：经脉流行不止，与天同度，与地合纪。故天宿失度，日月薄蚀，地经失纪，水道流溢，草萱不成，五谷不殖，径路不通，民不往来，巷聚邑居，则别离异处，血气犹然，请言其故。夫血脉营卫，周流不休，上应星宿，下应经数。寒邪客于经络之中则血泣，血泣（泣、涩同）则不流，不流则卫气归之，不得复反，故痈肿。寒气化为热，热盛则肉腐，肉腐则为脓。脓不泻则烂筋，筋烂则伤骨，骨伤则髓消，不当骨空②，不得泄泻，血枯空虚，则筋骨肌肉不相荣，经脉败漏，熏于五脏，脏伤故死矣。

下应经数，应于经水之数也。寒邪客于经络之中，阻其营血，血涩不通，卫气归之，不得复反（前行遇阻，不能后退），故生痈肿（痈，壅也。壅阻不散，故作肿）。寒邪外束，内郁为热，肉腐脓化，烂筋伤骨，骨伤髓消，而不当骨空，不得泄泻，血枯而空虚，则筋骨肌肉不相荣养，经脉败漏，熏于五脏，脏伤故死矣。

---

① 从实：《灵枢·痈疽》为"后虚"。
② 骨空：骨之空隙，充以津液或者骨髓。

黄帝曰：愿尽闻痈疽之形与忌日、名①。岐伯曰：痈发于嗌中，名曰猛疽。猛疽不治，化为脓；脓不泻，塞咽，半日死。其化为脓者，泻则合豚膏，冷食，三日而已。

泻则合豕膏，冷食，泻法如是也。

发于头，名曰夭疽。其痈大以赤黑。不急治，则热气下入渊腋，前伤任脉，内熏肝肺，熏肝肺，十余日而死矣。

渊腋，足少阳穴。

阳气大发，消脑留顶，名曰脑烁。其色不乐，顶痛而如刺以针，烦心者死，不可治。

烦心者死，神败故也。

发于肩及臑，名曰疵痈。其状赤黑。急治之，此令人汗出至足，不害五脏。痈发四五日，逞焫之。

臂内②嫩肉曰臑。汗出至足者，地在肺肝两经之介，胆火刑肺，收敛失政也。此在经络，故不害五脏。逞焫之者，逞时早灸之也。

发于腋下，赤坚者，名曰米疽。治之以砭石，欲细而长，疏砭之③，涂以豚膏，六日已，勿裹之。其痈坚而不溃者，为马刀挟瘿，急治之。

马刀挟瘿，即瘰疬也，弯如马刀，挟于瘿旁，故名。瘿，冠瘿也（即带结于颈者）。

发于胸，名曰井疽。其状如大豆，三四日起。不早治，下入腹，不治，七日死矣。

下入腹，不治，五脏皆败也。

---

① 痈疽之形与忌日、名：《黄帝内经太素校注》云："凡有三问：一问痈疽形状，二问痈疽死生忌日，三问痈疽名字也。"
② 内：原为"肉"，据解剖位置改。
③ 砭之：砭即砭石，用砭石刺病变之处出血。

发于膺，名曰甘疽。色青，其状如谷实瓜蒌，常苦寒热。急治之，去其寒热。十岁死，死后出脓。

谷实，谷粒也。

发于胁，名曰败疵。败疵者，女子之病也。灸之，其病大痈脓。治之，其中乃有生肉，大如赤小豆，锉蓤、翘草根各一升，以水一斗六升煮之，竭为取三升，则强饮，厚衣，坐于釜上，令汗出至足，已。

蓤、翘草，即蓤角、连翘二草也。

发于股胫，名曰股胫疽。其状不甚变，而痈脓抟骨。不急治，三十日死矣。

其状不甚变，而痈脓抟骨，外不甚变，而脓浸于骨也。

发于尻，名曰锐疽。其状赤坚大，急治之。不治，三十日死矣。

尻，尾骶也。

发于股阴，名曰赤施。不急治，六十日死。在两股之内，不治，十日而当死。

在两股之内，双股俱病也。

发于膝，名曰疵痈。其状大痈，色不变，寒甚，如坚石，勿石。石之者，死。须其柔，乃石之者，生。诸痈疽之发于节而相应者，不可治也。发于阳者，百日死；发于阴者，三十日死。

勿石，勿用砭石也。须其柔，乃石之，脓成而肉软也。发于筋节而相应者，左右相应也。阳者，在外；阴者，在内也。

发于胫，名曰兔啮。其状赤至骨。急治之，不治害人也。

胫，膝下大骨也。

发于内踝，名曰走缓。其状痈，色不变。数石其腧①，而止其

---

① 数石其腧：以石冷熨所取的腧穴。

寒热，不死。

石其腧，砭石刺其腧穴也。

发于足上下，名曰四淫。其状大痈，急治之，百日死。

发于足上下，地居四肢之末，邪气淫泆，故曰四淫。

发于足旁，名曰厉痈。其状不大，初如小指发。急治之，去其黑者，不消辄益，不治，百日死。

不消辄益，不消减却增益也。

发于足指，名曰脱痈。其状赤黑，死不治；不赤黑，不死。不衰，急斩之，不则死矣。（不、否同）。

不衰，急斩之，势不衰减，急斩其指也。

五脏身有五部，伏兔一，腓二（腓者，腨也），背三，五脏之腧四，项五。此五部有痈疽者死。（此段旧误在《寒热病》）。

伏兔，足阳明穴。

黄帝曰：夫子言痈疽，何以别之？岐伯曰：营卫稽留于经脉之中，则血泣而不行，不行则卫气从之而不通，壅遏而不得行，故热。大热不止，热胜则肉腐，肉腐则为脓。然不能陷，骨髓不为焦枯，五脏不为伤，故命曰痈。

黄帝曰：何谓疽？岐伯曰：热气淳盛，下陷肌肤，筋髓枯，内连五脏，血气竭，当其痈下，筋骨良肉皆无余，故命曰疽。疽者，上之皮夭以坚，上如牛领之皮；痈者，其皮上薄以泽。此其候也。

痈者，气血浅壅于外；疽者，气血深阻于内也。